DR SANDRA CABOT

Régénérez votre foie

Le régime de drainage du foie

Traduction et adaptation de Marie-France Muller

suivi de

Les plantes amies de votre foie

La phytothérapie du foie

de Marie-France Muller

jouvence
EDITIONS

COLLECTION
TROIS FONTAINES

Extraits de la collection Trois Fontaines

- *La faim des régimes* (Dr Gilles Demarque)
- *Rajeunir et rester jeune* (Dr Norman W. Walker)
- *Les réseaux géobiologiques* (P.-J. Garel/G. et N. Fleck)
- *10 jours pour se régénérer* (Leslie Kenton)
- *12 plantes et leurs huiles essentielles* (Christian Brun)
- *Acide-base : une dynamique vitale* (Dr Ph.-G. Besson)
- *Et si vous étiez allergique ?* (Dr Élisabeth Sambian-Noël)
- *Le cholestérol... exactement !* (Christian Brun)
- *Les compléments alimentaires naturels* (Christopher Vasey)
- *Je me sens mal, mais je ne sais pas pourquoi !* (Ph.-G. Besson)
- *Les succès de la magnétothérapie* (J. F. Olivier/M. Lacroix)
- *Le diabète... exactement !* (Christian Brun)
- *L'eau : source vitale de votre santé* (Christopher Vasey)
- *L'équilibre glycémique* (Jacques Fontaine)
- *L'ostéoporose... exactement !* (Dr Philip Keros)
- *Sainte Hildegarde, la santé entre ciel et terre* (Daniel Maurin)

CATALOGUE GRATUIT SUR SIMPLE DEMANDE
ÉDITIONS JOUVENCE
France : BP 7 – 74161 St-Julien-en-Genevois Cedex
Suisse : CP 184 – 1233 Genève-Bernex
Site internet : **www.editions-jouvence.com**
E-mail : info@editions-jouvence.com

ISBN 2-88353-377-6

Composition : nelly.irniger@free.fr
Couverture : Dynamic 19, Thonon-les-Bains

SOMMAIRE

Régénérez votre foie

Recettes *(chapitre 7)*

Les plantes amies de votre foie

INTRODUCTION

TROP DE GENS PASSENT LEUR VIE à essayer en vain de maigrir, tout cela parce que leur métabolisme est trop lent. En prenant de l'âge, ces personnes ne peuvent que constater, avec un sentiment d'impuissance, que leurs kilos continuent de s'accumuler et qu'il va leur falloir se résigner à leur abdomen saillant et à tous ces bourrelets de graisse qui s'installent avec une redoutable obstination un peu partout dans leur corps.

Après des années passées à tester tous les régimes à la mode, elles se retrouvent engagées dans un processus incessant de type "yo-yo" pendant lequel leur poids aussi bien que leur frustration ne cessent d'augmenter. Cela génère une forme de résignation due à l'idée fausse selon laquelle, de toute évidence, rien ne pourra jamais leur apporter de soulagement durable. Il y a visiblement quelque chose qui ne tourne pas rond dans tout ça : une clé qui manque ou une liaison qui ne se fait pas.

Nous avons inventé les ordinateurs, nous surfons sur internet, nous disposons de systèmes sophistiqués de navigation par satellite, les femmes ménopausées peuvent quand même avoir un bébé et tant d'autres inventions tout aussi incroyables nous sont accessibles. À l'ère de toutes ces avancées techniques ahurissantes, ce qui semble le plus étonnant, c'est qu'il n'y a jamais eu personne pour s'étonner : "Avec tout ça, pourquoi personne n'a encore rien trouvé pour soulager toutes ces personnes obèses, malheureuses et en mauvaise santé pour lesquelles il ne semble pas exister de remède ?" Dans la vie, les véritables solutions sont généralement simples (non pas simplistes), logiques et pratiques. Elles doivent aussi être faciles à suivre. Faute de quoi, c'est l'échec assuré et nous les laissons tomber en raison de leur difficulté de mise en œuvre !

Je suis forcée d'admettre qu'il m'a fallu plus de 20 ans d'exercice de la médecine avant que la solution ne me saute enfin aux yeux ! Le foie, cet organe suprême de notre métabolisme, représente probablement la clé de toute l'affaire. Cela semblait si simple et pourtant si incroyable : comment est-il possible que personne n'y ait jamais pensé plus tôt ?

Parce qu'avec la médecine moderne, nous avons pris une voie détournée qui ne se préoccupe plus que du traitement des symptômes des maladies et non de leurs causes. L'obésité est le symptôme d'un dysfonctionnement hépatique : elle n'est pas seulement liée au nombre de calories que vous mangez. On s'attaque au symptôme que représente en réalité l'obésité en suivant les régimes des magazines, en s'adonnant jusqu'à l'obsession à des exercices d'aérobic, en se faisant mettre un anneau à l'estomac ou en avalant tous ces médicaments toxiques que sont les coupe-faim, les laxatifs et les diurétiques.

Notre science médicale ne s'est jamais préoccupée de traiter la cause sous-jacente que représente le dysfonctionnement hépatique ; elle est même parvenue à pratiquement ignorer l'organe du corps qui travaille le plus et il en est résulté de sinistres conséquences. Or, comme vous allez le découvrir tout au long de ce livre, quand on maltraite son foie, il n'en résulte pas seulement l'obésité, mais aussi une incidence plus élevée des maladies cardio-vasculaires et dégénératives, lesquelles sont le fléau de nos sociétés modernes trop et mal nourries.

J'ai vu défiler plus de 30 000 patients dans mon cabinet. Ils avaient, pour la plupart, passé leur vie à se débattre contre leurs problèmes de poids et la lenteur de leur métabolisme. Et pourtant, ce ne fut qu'en 1994 que l'idée me vint enfin de traiter tous ces cas à l'aide d'un programme destiné à améliorer leur fonctionnement hépatique. Cette stratégie m'était soudain apparue si évidente que je me serais flanqué une gifle pour avoir mis si longtemps avant de l'utiliser. J'éprouvai aussitôt un immense soulagement de cette prise de conscience, car je venais en même temps de comprendre que, dorénavant, mon travail en serait largement facilité et les résultats seraient bien meilleurs.

Je ressentis très vite une sorte d'urgence à soulager mes patients de cette manière, de même qu'à me lancer dans des recherches concernant ma nouvelle découverte. Cela me prit 2 ans, et ma théorie selon laquelle ***c'est bien le foie qui détiendrait la clé de l'équilibre pondéral*** trouva confirmation auprès des 1540 patients que j'ai soignés à l'aide de mon programme. Le pourcentage de réussite, en termes de perte de poids et de bien-être général, a été de 100 % chez les patients dont j'ai été en mesure d'assurer le suivi par des contrôles réguliers. J'assure par correspondance le suivi de ceux qui habitent trop loin pour revenir me consulter régulièrement, et s'ils continuent d'appliquer les principes de mon régime de drainage du foie, ainsi que le programme nutritionnel, ils devraient obtenir les mêmes résultats que mes autres patients.

Peu importe la gravité que vous attribuez à votre problème de poids : ***oubliez tout ce que vous avez tenté dans le passé !*** Ce régime très spécial destiné à drainer votre foie peut beaucoup pour vous. Je sais que c'est vrai, car j'en ai constaté les résultats sur des patients extrêmement difficiles qui, pour certains, avaient perdu tout espoir.

J'avais étudié le foie dans le cadre de mes études de médecine et lors de mon internat. Il faut préciser que, dans ce contexte, la plupart des malades que je devais soigner étaient atteints de maladies hépatiques graves – comme la cirrhose, l'hépatite chronique, le cancer du foie ou autres tumeurs, la dégénérescence ou l'insuffisance hépatiques – un tableau pas très joli. J'éprouvais beaucoup de compassion envers ces patients, car ils se sentaient fort mal en point et leur survie même n'était pas vraiment assurée, sauf par l'éventuel recours à une greffe du foie.

Au cours de mes études de médecine, j'avais passé pas mal de temps avec des médecins naturopathes réputés, car leurs techniques de soin naturelles m'intriguaient. Je m'étais dit qu'ils devaient avoir beaucoup à m'apprendre, car leurs listes d'attente étaient toujours très longues et remplies de malades souffrant de problèmes que les autres médecins n'étaient pas parvenus à soigner. Ce fut auprès de ces thérapeutes que j'ai appris vraiment l'importance considérable du plus gros organe du corps : **le foie !**

Un foie adulte pèse entre 1,2 et 1,5 kg, ce qui représente un cinquantième du poids total d'un corps adulte. Il prend d'ailleurs beaucoup de place et n'est pas simplement là pour faire du remplissage, comme vous pouvez vous en douter ! Les naturopathes que je connaissais évaluaient l'état du foie de tous leurs patients par des techniques aussi diverses que l'iridologie, la prise des pouls chinois et une sérieuse anamnèse (l'histoire du patient). Dans la très grande majorité des cas, ils dénichaient un trouble hépatique, parfois léger, en d'autres cas tout à fait évident, et la correction de ce mauvais état représentait toujours un point essentiel de leur programme thérapeutique. Ils traitaient le foie en modifiant le régime alimentaire et par la prescription de certaines plantes. En cas d'intoxication plus sérieuse, ils conseillaient le jeûne ou des monodiètes.

Grâce à ces traitements, j'ai pu voir se manifester de nombreux résultats thérapeutiques positifs, et même de véritables miracles chez des patients très gravement malades, ce qui m'a amenée à comprendre que pour rétablir la santé, il faut **toujours** tenir compte de l'état du foie. Cependant, ma carrière m'ayant ensuite dirigée vers l'obstétrique, la gynécologie et l'endocrinologie gynécologique, l'importance de la prise en compte de l'état du foie de chacune de mes patientes finit par sombrer au fin fond de mon subconscient. Heureusement, j'allais un jour enfin songer à faire mienne une page du livre de cette vieille sagesse naturopathique.

Quand je compris la nécessité de traiter le foie avec la suprême importance qu'il mérite, ce fut avec un grand soupir de soulagement. Il en fut de même pour mes patients. Je dois affronter bien souvent des cas difficiles, des malades chroniques ou des personnes atteintes d'obésité depuis des années. Ils viennent généralement me voir en me suppliant: *"Vous êtes mon dernier espoir"*, ou *"Vous êtes mon dernier recours"*. C'est là une grande responsabilité et, parfois, je me dis que la vie serait beaucoup plus facile s'ils étaient venus me consulter pour un simple mal de gorge. Mais je me répète alors que ma pratique de la médecine ne serait pas aussi intéressante!

J'ai grande confiance en mon aptitude à aider ces gens, à présent que je dispose de ce programme de drainage et de régénération du foie. Il est étonnant de constater à quel point ces patients sont sensibles à ma propre confiance et à mon enthousiasme envers ce type de traitement ; tous sont fascinés d'apprendre de quelle façon le foie détient la clé de la perte de poids et d'un métabolisme équilibré. Ils apprécient à sa juste valeur ce concept qui leur explique enfin le pourquoi de l'échec et de l'effet “yo-yo” de leurs régimes précédents, de même que la raison pour laquelle les médicaments qu'ils prennent pour régler leurs problèmes d'hypertension, d'excès de cholestérol, d'allergies, etc., ne sont pas aussi efficaces qu'ils seraient en droit de l'espérer.

Il y a des millions de femmes et d'hommes actuellement aux prises avec un nouveau régime miracle, qui dépensent des centaines d’euros dans des cliniques spécialisées ou qui suivent avec frénésie des cours de gymnastique, et qui n’en tirent généralement que frustration et découragement. C'est vrai, il est essentiel de faire de l'exercice et de s'assurer un certain soutien psychologique ; je pense d'ailleurs que les groupes de soutien – comme les Weight Watchers – sont d'une grande utilité. Mais cela ne vous empêche pas de vous dire un jour ou l’autre que tant d’efforts devraient rapporter de bien meilleurs résultats et de vous demander combien de temps vous allez tenir le coup à ce rythme. Ce n'est pas moi qui vous en blâmerai, c'est tout simplement beaucoup trop difficile!

Eh bien, vous pouvez à présent pousser un grand soupir de soulagement et vous détendre, car vous venez, vous aussi, de découvrir le foie et son rôle-clé dans l'équilibre de votre métabolisme, le contrôle de votre poids et votre état de santé en général.

Le foie est l'organe brûleur de graisse par excellence. Si vous persévérez dans ce régime, votre métabolisme s'améliorera très rapidement et vous commencerez vous aussi à brûler de la graisse ! Au contraire, si vous continuez de consommer de mauvais aliments, votre foie fabriquera encore plus de gras, de sorte que vous allez en stocker de plus en plus. Ce n'est pas tant la quantité que la qualité de vos aliments qui importe.

Quand vous suivez le régime de drainage du foie[1], vous consommez des mets délicieux qui sont les amis de votre foie et qui vont le drainer. Votre foie va alors, à son tour, pousser un grand soupir de soulagement et se remettre joyeusement à son travail, lequel consiste à réguler votre métabolisme et à brûler les graisses. Le processus de perte de poids se met alors en marche tout naturellement et sans effort particulier de votre part.

Dans ce régime, inutile de compter les calories ni de peser d'un air grave la moindre parcelle de nourriture ; qui plus est, vous n'aurez jamais faim. Tout ce qui vous est demandé, c'est de vous en tenir aux catégories d'aliments conseillées et, si vous avez faim, d'en manger plus, jusqu'à satiété.

> ***Il y a 12 principes essentiels – ou vitaux – à suivre pour améliorer le fonctionnement de votre foie. Un chapitre leur est consacré. Vous obtiendrez de meilleurs résultats si vous suivez le programme de 8 semaines du RDF et celui-ci vous sera clairement expliqué. Pour encore améliorer ce programme, j'y ai ajouté des thérapies naturelles de drainage et de régénération hépatique que vous trouverez à la fin du chapitre 7.***

---

[1] Pour éviter une répétition fastidieuse, ce régime sera par la suite indiqué par son nom abrégé : RDF (NdE).

Cet ouvrage constitue une véritable révélation pour toutes les personnes de santé fragile, ainsi que pour celles qui présentent une maladie du foie avérée ou qui se plaignent d'un excédent pondéral.

C'est à vous que je dédie ce livre.

Attention

L'information et les procédures particulières contenues dans ce livre sont basées sur les recherches et expériences personnelles et professionnelles de l'auteur. Elles ne sont pas destinées à remplacer une consultation auprès de votre médecin ou de tout autre praticien de santé.

Tout problème concernant votre santé doit impérativement faire l'objet d'un suivi médical !

Ni l'éditeur ni l'auteur ne pourront être tenus pour responsables d'éventuels effets néfastes ou autres conséquences résultant d'une utilisation erronée des suggestions, préparations ou procédures mentionnées dans ces écrits.

1

À qui s'adresse le régime de drainage du foie ?

TOUT LE MONDE PEUT PROFITER DU RDF. Son but est d'améliorer l'état de santé dans son ensemble, de même que le fonctionnement du système immunitaire. Les personnes qui souffrent des problèmes suivants sont aussi celles qui ont le plus grand besoin de suivre ce régime.

L'excès de poids

La meilleure façon de déterminer avec précision votre excès de poids réel est de calculer une proportion appelée l'indice de masse corporelle (IMC). Pour effectuer ce calcul, il suffit de diviser votre poids par le carré de votre taille (taille multipliée par taille).

L'IMC est une méthode scientifique de détermination du degré d'obésité.

$$\text{IMC} = \frac{\text{poids (en kg)}}{\text{taille x taille (en m)}}$$

Par exemple, si vous pesez 75 kg et mesurez 1,69 m, votre

$$\text{IMC} = \frac{75\text{ kg}}{1{,}69 \times 1{,}69} = \frac{75}{2{,}856} = 26{,}26$$

Vous pouvez déterminer rapidement votre IMC grâce au diagramme ci-contre. Pour cela, placez une règle entre votre poids (déshabillé) et votre taille (sans chaussures). Il ne vous reste plus qu'à lire la valeur de votre IMC sur l'échelle centrale.

- Si vous êtes une femme, votre IMC devrait se situer entre 19 et 25 selon votre constitution (on trouve des valeurs plus élevées chez les femmes ayant une plus grosse ossature, c'est-à-dire des os gros et lourds).
- Chez les hommes, l'IMC devrait se situer entre 20 et 26.

On considère qu'il y a excès de poids quand la valeur trouvée se situe entre la limite supérieure de l'IMC normal et un IMC de 29. Au-delà de 29, l'obésité est réelle.

Si vous faites en sorte de toujours maintenir votre IMC dans la normale, vous réduisez le risque de contracter une maladie cardio-vasculaire, la plupart des maladies dégénératives, le diabète et le cancer, et vous jouirez d'une plus grande longévité et d'une meilleure qualité de vie. Le RDF facilite les choses car, chaque fois que vous vous retrouvez avec un poids qui frôle la limite supérieure de l'IMC, il vous suffira de reprendre quelque temps les menus délicieux indiqués dans ce livre pour voir s'améliorer l'état de

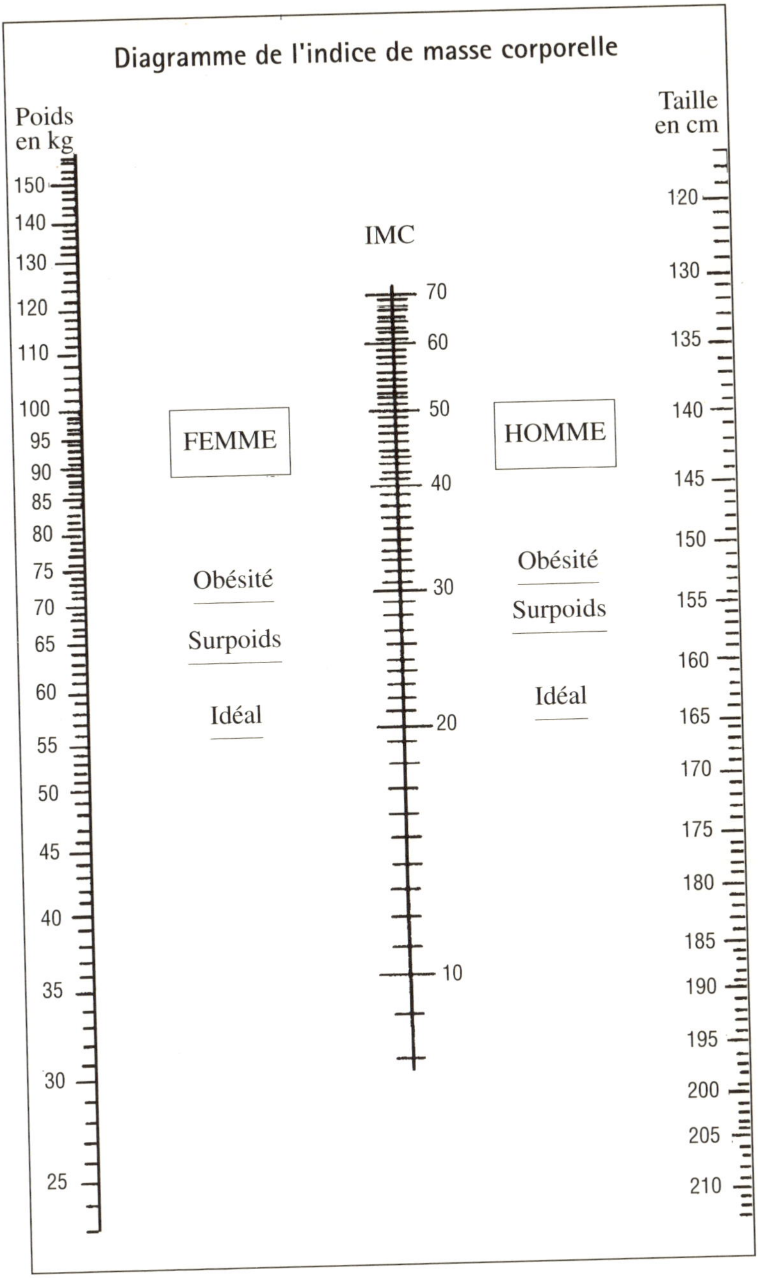
Diagramme de l'indice de masse corporelle
Poids en kg
150
140
130
120
110
100
95
90
85
80
75
70
65
60
55
50
45
40
35
30
25
IMC
70
60
50
40
30
20
10
FEMME
Obésité
Surpoids
Idéal
HOMME
Obésité
Surpoids
Idéal
Taille en cm
120
130
135
140
145
150
155
160
165
170
175
180
185
190
195
200
205
210

votre foie, avec toutes les conséquences bénéfiques que cela entraîne. Il suffit de quelques semaines de pratique pour que se manifeste automatiquement une perte de poids, en raison de l'amélioration du métabolisme des lipides. Inutile de peser minutieusement vos aliments ou de compter les calories, puisque le but de ce régime n'est pas de limiter votre ration alimentaire. Notre intention est simplement de vous détourner des aliments toxiques pour le foie, au profit de ceux qui en favorisent le drainage, afin que ce dernier puisse recommencer à métaboliser correctement les lipides.

Maladies du foie

Les maladies du foie peuvent prendre toutes sortes de formes et avoir des origines diverses. Certaines personnes souffrent même de pathologies hépatiques auxquelles la médecine ne parvient jamais à trouver de cause ; on les appelle “idiopathiques”.

Les causes les plus courantes des troubles hépatiques sont l'excès d'alcool, l'hépatite virale (A, B, C et autres), l'abus de drogues (particulièrement intraveineuses), les mauvaises réactions à des remèdes pharmaceutiques divers (tels qu'analgésiques, anti-inflammatoires, certains antibiotiques et antifongiques, ainsi que les immunosuppresseurs).

Les autres causes sont trop nombreuses pour être toutes énumérées ici. J'ai pourtant constaté que certains problèmes étaient engendrés par des maladies auto-immunes, comme le lupus, et d'infections comme le VIH (SIDA), la malaria ou la tuberculose.

Dans certains cas, ces troubles peuvent aussi résulter de l'exposition à des toxines professionnelles et environnementales, tels qu'insecticides, pesticides et solvants organiques. Un grand nombre de solvants aromatiques et chlorés sont cancérigènes. Ils s'accumulent dans les parties grasses du corps, y compris le foie et le cerveau. Certaines activités professionnelles et autres nous exposent à des concentrations plus élevées de produits chimiques toxiques pour le foie. Parmi elles, on compte les fabricants de chaussures, les préposés à la désinsectisation et à la dératisation, les utilisateurs d'insecticides, ceux qui travaillent dans les industries du plastique et du caoutchouc, les menuisiers et ébénistes, les coiffeurs, les teinturiers, les peintres, etc.

Le foie est une cible fréquente de cancer, et bien des formations cancéreuses primaires apparues sur d'autres organes du corps finissent par essaimer vers le foie où elles se développent au détriment des tissus hépatiques qui les entourent. Le foie est aussi un site courant de cancer primaire, ce qui est logique puisque c'est lui qui accuse l'essentiel du choc que lui procurent tous ces aliments toxiques et ces produits chimiques que nous ingérons tout au long de notre vie. J'ai même vu un cas de foie polykystique dans lequel ce dernier avait pris un tel volume – en raison de kystes énormes – qu'il remplissait l'abdomen tout entier. Un foie polykystique est une maladie génétique héréditaire, bien que plutôt rare.

La plupart des maladies du foie sont aiguës ou de courte durée, car cet organe possède de remarquables capacités d'autoguérison et de régénération qui en permettent généralement le rétablissement complet. Cependant, lorsque le foie est gravement endommagé et que les substances nocives dont il est la cible continuent de l'attaquer, quand la maladie ou l'intoxication est chronique, comme dans certains cas d'hépatite virale B ou C ou d'alcoolisme chronique, il voit grandement amputées ses chances de complet rétablissement. Au bout de longues années d'inflammation chronique et d'intoxication, le foie risque fort de se retrouver gravement lésé et déformé ; on appelle ça la **cirrhose**.

Une cause relativement courante de maladie du foie non expliquée (idiopathique) que l'on trouve au sein de nos sociétés modernes vivant dans l'abondance, c'est un régime alimentaire riche en graisses saturées et dégradées, ainsi qu'en sucres raffinés. Au bout de longues années d'un tel régime, on a de fortes chances de voir le foie s'enrober de graisse et gonfler en raison de dépôts graisseux. La dégénérescence graisseuse du foie est une maladie dégénérative au cours de laquelle les cellules hépatiques sont littéralement étranglées à mort par les gouttes de substances grasses qui s'infiltrent en leur sein. Ces patients présentent une totale incapacité à métaboliser les lipides et souffrent d'un excès de poids.

Comment dépister une maladie du foie

Vous demandez-vous si votre foie fonctionne vraiment bien et s'il n'est pas malade ? Demandez à votre médecin de faire un bilan. Il existe pour cela diverses techniques.

On peut observer le foie en direct, grâce aux techniques d'imagerie médicale, comme l'échographie ou le scanner, toutes deux pratiquées par un radiologue. L'échographie de la partie supérieure de l'abdomen permet de se rendre compte du volume et de la forme du foie, de la vésicule biliaire, de la rate et du pancréas. Quant au scanner, il

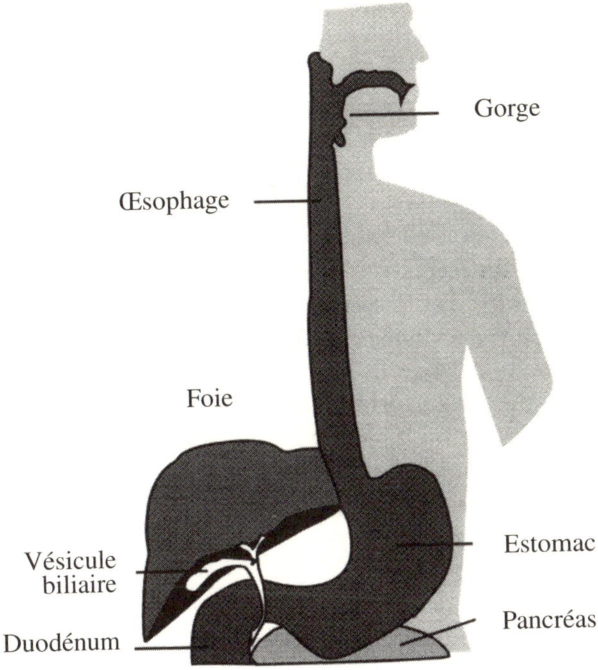

Système digestif supérieur

permet surtout de contrôler la présence et l'évolution d'un cancer ou de tumeurs hépatiques.

Le bilan sanguin permet de vérifier le dosage de la bilirubine et des sels biliaires (cholalémie), qui peut être élevé dans le cas de certaines maladies de la vésicule biliaire et du foie. Quand la bilirubinémie est trop élevée, on constate en même temps l'élimination de selles très pâles et d'urines de couleur foncée, ceci parce que la bilirubine se retrouve dans les urines au lieu de passer dans l'intestin.

Lors de ce bilan, on peut aussi vérifier le taux des transaminases. Ces dernières peuvent être très élevées en cas de dégradation ou de nécrose du tissu hépatique, qui permet alors le passage rapide des enzymes intracellulaires dans la circulation sanguine. Les transaminases dont on recherche la concentration sont les phosphatases alcalines, la gamma-glutamyl-transferase (γGT), le sérum glutamique oxalo-acétique transaminase (SGOT) et le sérum glutamique pyruvique transaminase (SGPT).

Dans les premiers stades d'une maladie du foie, les cellules hépatiques n'ont encore subi que des dommages légers et on ne constate généralement qu'une très légère augmentation des transaminases (SGOT et SGPT) sanguines.

Par contre, chez les gros consommateurs d'alcool, on constate généralement, lors du bilan sanguin, une nette augmentation des gamma-glutamyl-transferase (γGT). C'est fréquemment le seul élément pathologique du bilan sanguin et le dosage des autres transaminases reste généralement normal, du moins dans le cas de dommages légers causés au foie par l'excès de boissons alcoolisées.

Chez les patients atteints de maladies du foie chroniques et chez ceux qui souffrent de troubles de la vésicule biliaire, on constate une forte augmentation des taux de lipides sanguins, cholestérol total et triglycérides. Ce qui n'a rien d'étonnant, puisque le foie est l'organe-clé de l'équilibre des lipides et du métabolisme. Le foie de certains de ces malades va s'enrober de graisse (foie gras) et ils risquent aussi de constater l'apparition de petites boules de graisse jaunes sous la peau, autour des yeux et sur les membres, que l'on appelle **xanthomes**. À ce propos, si vous en voyez qui grossissent sous votre peau, il y a de fortes chances qu'elles soient aussi en train de s'accumuler dans d'autres parties de votre corps, comme le foie, le cœur, les reins, le pancréas, les ganglions lymphatiques et les artères (athérosclérose). Ces maladies liées à la dégénérescence graisseuse étranglent vos organes vitaux et vos vaisseaux sanguins ; elles sont dues à l'incapacité du foie de métaboliser toutes ces graisses altérées avec lesquelles vous l'avez trop longtemps gavé.

Heureusement, le RDF peut renverser ce processus en restaurant la capacité de votre foie obèse à brûler à nouveau efficacement les lipides. Ceux dont le foie est trop gros et/ou qui présentent un taux élevé de lipides sanguins devraient aussi prendre un tonique hépatique contenant de la taurine et de la lécithine (voir chapitre 5), afin d'améliorer leur fonction hépatique.

On peut aussi faire d'autres examens qui permettent de contrôler l'aptitude du foie à fabriquer ses protéines essentielles : les protides totaux du sérum, comprenant l'albumine, la prothrombine et des globulines diverses. Ces dosages mettent en évidence des anomalies caractéristiques chez les personnes dont la fonction hépatique est perturbée.

Tout ceci peut vous paraître assez technique. Cependant, le médecin n'aura besoin de faire prélever pour tous ces examens que 2 ou 3 petits flacons de votre sang.

Dans ses premiers stades, une maladie du foie peut évoluer sans générer de symptôme particulier. Vous et votre médecin risquez donc de passer complètement à côté d'un problème sous-jacent. C'est bien souvent par hasard que l'on dépiste une telle maladie à ses débuts, à l'occasion d'un bilan sanguin ordinaire comprenant des dosages de la fonction hépatique. Une maladie de foie chronique passe par une longue période de symptômes vagues et mal définis avant d'en arriver à son stade final de jaunisse et de confusion mentale.

Dans ma pratique médicale, je prescris fréquemment à mes patients souffrant de surpoids des bilans sanguins classiques avec dosages hormonaux et hépatiques. On y découvre bien souvent de légères augmentations des taux de transaminases, ce qui indique une atteinte hépatique légère et un certain degré de dysfonctionnement.

Grâce au RDF et aux toniques hépatiques dont nous parlerons au chapitre 5, on peut aisément inverser cette situation. J'ai constaté que bon nombre de mes patients obèses avaient beaucoup de mal à perdre du poids, même en mangeant raisonnablement, à moins qu'on n'améliore d'abord leur fonctionnement hépatique. Au bout de 5 à 6 semaines de mon régime, leurs dosages hépatiques sont généralement revenus à la normale et le processus de perte de poids s'accélère. Oui, le foie est l'organe stratégique de ceux pour lesquels il est très difficile de perdre du poids ou qui désirent simplement conserver leur poids idéal en prenant de l'âge.

Maladies de la vésicule biliaire

Vous avez des calculs biliaires (que ce problème soit récent ou qu'il revienne périodiquement) ? Il est clair que le RDF vous sera bénéfique et corrigera le déséquilibre chimique de votre bile à l'origine de vos calculs. Bien souvent, il est possible de les dissoudre, à condition de rester fidèle à ce régime sur une longue période.

Si vous avez subi l'ablation de votre vésicule biliaire, il est tout aussi important de suivre ce régime, de même que les 12 principes essentiels destinés à l'amélioration de votre fonctionnement hépatique (cf. chapitre 4). C'est d'ailleurs logique, si vous y réfléchissez bien, puisque la formation de ces calculs était liée à la mauvaise qualité de votre bile, elle-même due à une surcharge résultant d'un régime trop riche en graisses. Ce déséquilibre perdurera tant que vous ne vous nourrirez pas d'aliments amis de votre foie et, bien que la vésicule biliaire ait été enlevée, les problèmes resurgissent souvent par la suite dans un secteur voisin, provoquant des maladies telles que pancréatite, troubles des voies biliaires ou dégénérescence graisseuse du foie. J'ai constaté qu'une majorité de patients prenaient du poids après l'ablation de leur vésicule biliaire, car le fonctionnement de leur foie demeurait inférieur à la normale.

Autres problèmes de santé améliorés par le régime de drainage du foie

Quand j'ai conçu ce régime, il y a quelques années, dans le but d'aider les personnes dont le problème de poids paraissait insoluble ou qui souffraient de troubles hépatiques, je n'imaginais pas une seconde la puissance de ses effets curatifs et rééquilibrants sur de nombreux problèmes de santé, apparemment sans rapport avec mes objectifs premiers.

En de nombreuses occasions, j'ai été stupéfiée de constater comment le RDF était capable, en 4 à 12 semaines, de régler des problèmes que, dans le passé, je me serais senti obligée de soigner avant tout à l'aide de médicaments. Chez de nombreux patients, on peut éviter d'y recourir grâce à ce régime, bien que dans certains cas aigus, cela reste nécessaire, mais simultanément au RDF.

Voici l'histoire d'une de mes clientes ; les faits sont réels, même si j'ai changé le nom de la patiente.

Christine, 40 ans, était venue me consulter parce qu'elle voulait perdre du poids (elle pesait 89 kg pour une taille de 1,67 m, ce qui plaçait son IMC à 31,72). En outre, elle se sentait déprimée et épuisée, bien que son existence n'ait rien présenté de particulièrement stressant. Quand je lui ai dit que sa tension était un peu trop élevée – avec une maximale à 17,5 et une minimale à 10 – et que son foie n'était pas au mieux de sa forme, avec une légère augmentation des transaminases et un excès de cholestérol, elle commença de s'alarmer. Elle me dit qu'elle aurait pu s'attendre à ce que sa mère présente ce genre de problèmes, mais non elle-même, surtout à son âge. Son régime était typique des personnes présentant ces symptômes : elle aimait le fromage, la margarine, le beurre, les aliments salés et les repas occasionnels au restaurant avec les enfants. Elle mangeait 2 à 4 fruits par semaine et consommait cuits 90 % de ses légumes.

J'ai mis Christine au RDF et je lui ai prescrit quelques analyses afin de comprendre la cause de son hypertension. Je lui dis que si sa tension restait élevée, je devrais probablement lui prescrire des anti-hypertenseurs. Je ne m'étais pas rendue compte que je l'avais autant choquée. Quand elle revint me consulter 8 semaines plus tard, elle me dit que, lors de sa première visite, elle m'avait quittée avec l'impression qu'elle était une vieille femme souffrant de toutes sortes de maux! Ça lui avait donné la motivation dont elle avait besoin et elle avait religieusement suivi mon RDF pendant les 8 semaines prévues. À ma stupéfaction, sa tension était à présent complètement normalisée – avec des valeurs de 12,5 sur 7,5 – ce qui est phénoménal si l'on considère le point qu'elle avait atteint il y avait tout juste 8 semaines. Ce qui l'impressionnait le plus, c'était qu'elle avait perdu près de 15 kg et qu'elle se sentait pleine de vigueur et d'énergie.

Après l'avoir examinée, je m'exclamai : "Ça alors!, C'est fantastique! Je vais parler de vous à la radio lors de mon émission de dimanche prochain pour faire savoir à tout le monde à quel point le RDF est puissant." *Suite à cette émission, nous avons reçu plus d'une centaine d'appels de gens intéressés par ce régime.*

J'ai fait baisser la tension de bien d'autres patients, même si, dans les débuts du régime, la perte de poids était parfois modeste. Tout cela me permit de comprendre l'extrême importance d'un foie en bon état de fonctionnement quand on s'efforce de faire baisser la tension. Je conseille maintenant le RDF à tous mes patients souffrant d'**hypertension.**

Ceux qui présentent des **troubles digestifs** d'ordre général – comme les ballonnements, gaz, indigestions, manque d'appétit, gastrites, états nauséeux et/ou vomissements d'origine inconnue et **syndrome du côlon irritable** – se rendront vite compte de la valeur inestimable de ce régime généralement curatif. Chez ceux qui souffrent du syndrome du côlon irritable (ou colopathie fonctionnelle), on peut être amené à modifier quelque peu le RDF, étant donné que ces personnes sont incapables de tolérer les graines, les fruits secs et les céréales, à moins qu'on ne les passe d'abord au broyeur (un petit moulin à café ou un mixer à grande vitesse fera l'affaire). Les personnes atteintes de ce syndrome devront râper certains légumes durs (comme les carottes et les betteraves) et éviter ou diminuer leur consommation d'aliments à base de blé.

Toute personne présentant des symptômes gastro-intestinaux persistants doit consulter un médecin, de préférence un gastro-entérologue, en raison du risque éventuel de cancer du côlon qu'il convient d'exclure avant de pouvoir s'en remettre exclusivement aux thérapies naturelles.

Les problèmes de santé liés à un déséquilibre du système immunitaire se trouvent souvent améliorés de manière spectaculaire par un régime qui draine et soutient le fonctionnement hépatique. Quand le système immunitaire se trouve en état de siège, les problèmes les plus fréquents sont : **éruptions cutanées, allergies telles que rhume des foins, urticaire et asthme, maladies auto-immunes, certains types d'arthrite, et cette épidémie moderne qu'est le syndrome de fatigue chronique.** La médecine orthodoxe a tendance à se concentrer sur la suppression des symptômes de ces maladies à l'aide de médicaments du genre pommades, comprimés ou inhalateurs à la cortisone, anti-inflammatoires et immunosuppresseurs. Ce recours peut être nécessaire dans des cas sévères et aigus, mais à long terme, ces médicaments risquent fort de surcharger le foie dont le travail consiste à les transformer en métabolites inoffensifs. Or, ces médicaments peuvent parfois être eux-mêmes à l'origine de troubles hépatiques.

C'est là un paradoxe, car les maladies du système immunitaire sont toujours aggravées par tout ce qui fatigue ou endommage le foie – ce qui est logique, car il est indispensable de disposer d'un foie en bon état, capable de faire barrage aux toxines, virus et produits chimiques et de les empêcher de franchir ses sinusoïdes où les cellules de Kupffer détruisent ces envahisseurs nocifs. Les cellules du foie (hépatocytes) sont fort occupées à faire en sorte que les protéines et autres aliments soient entièrement décomposés avant qu'ils ne passent dans la circulation générale.

Si le foie ne joue pas avec efficacité son rôle de barrière, les toxines et aliments incomplètement digérés se retrouvent dans la circulation sanguine. Ils sont alors transportés plus profondément dans le corps où ils doivent être gérés par le système immunitaire. Ces toxines risquent alors fort d'endommager les cellules d'autres organes, ainsi que le système immunitaire lui-même, ce qui peut générer toutes formes de troubles inflammatoires. ***Comme vous le voyez, bien que ce soit le système immunitaire qui protège notre corps de bien des dangers, c'est le foie qui protège le système immunitaire du risque de surcharge.***

Je conseille le RDF à tous mes patients **allergiques**, ce qui m'a permis d'assister à d'incroyables améliorations de leur état, au point de leur permettre le plus souvent l'arrêt progressif de la prise des médicaments dont ils avaient besoin auparavant pour se débarrasser de leurs symptômes. Pourquoi supprimer éternuements et respiration sifflante quand on peut se contenter d'en gommer la cause ?

Si vous suivez un traitement contre des manifestations allergiques, comme le rhume des foins ou l'asthme, et que vous désiriez l'arrêter, ne le faites que sous surveillance médicale, car on ne doit cesser de prendre ces médicaments que très progressivement, au fur et à mesure des améliorations.

En grande majorité, les personnes souffrant du **syndrome de fatigue chronique** (SFC) peuvent constater une très nette amélioration de leur état au bout de 8 semaines de pratique du RDF, car tant que le foie est en perpétuel état de surmenage, cela crée une déperdition constante du niveau général d'énergie dans le corps. Ce sont là de merveilleuses nouvelles pour ces malheureux patients, qui ont bien souvent abandonné tout espoir de voir s'améliorer leur état, après des années passées à s'entendre répéter qu'il n'existait aucun traitement valable de ce syndrome, car on n'en connaissait pas la cause.

Selon mon expérience, on peut toujours trouver la cause de quelque chose, pourvu qu'on soit équipé d'un esprit curieux et que l'on se coiffe de la casquette de Sherlock Holmes : la cause est en général diététique, environnementale, génétique ou liée au stress, et plusieurs de ces facteurs peuvent se trouver mis en jeu simultanément, ce qui risque encore d'aggraver la situation.

Il faut en fait s'attaquer à tous ces facteurs à la fois et, dans le cas de personnes atteintes du syndrome de fatigue chronique, il est nécessaire de soigner aussi le stress et l'état dépressif, en même temps que le foie. Le simple changement de régime et une alimentation composée d'aliments bénéfiques pour le foie donnent des résultats incroyables dont dépend le bon rétablissement de la personne atteinte de SFC.

Autre problème pour lequel on me consulte continuellement : **les maux de tête et/ou les migraines.** La plupart des patients qui en souffrent ont fait le tour des neurologues et des chiropracteurs et ils ont essayé toutes sortes de médicaments. Certains passent la plupart de leurs journées bourrés d'antalgiques qui, bien sûr, sont toxiques pour leur foie. Pris pendant de longues périodes ou à haute dose, le paracétamol est particulièrement nocif. Peu de gens réalisent qu'un simple drainage hépatique suffit la plupart du temps à réduire la fréquence et l'intensité des maux de tête chroniques, bien que les médecins chinois aient pris conscience de ce lien de cause à effet depuis belle lurette.

Si vous souffrez de céphalées, mettez-vous au RDF et évitez le café et la consommation régulière de boissons alcoolisées, tous des toxiques du foie. Assurez-vous aussi de boire au minimum 8 verres d'eau par jour et prenez quotidiennement 1 000 mg de magnésium. Ce programme réduira progressivement la fréquence et la gravité de vos maux de tête.

Les femmes sous **traitement hormonal substitutif** (THS) observent souvent une prise de poids et/ou des effets secondaires parce que ce traitement fait peser sur le foie un fardeau supplémentaire. Le THS incite le foie à augmenter sa production de protides – par exemple l'hormone de stimulation de la folliculine (HSF) –, ainsi que celle des facteurs de coagulation. Le foie est aussi forcé de travailler plus pour décomposer les hormones fournies par ce traitement, et certaines variétés de progestérone de synthèse font monter le taux de cholestérol.

La prise du THS par voie orale fatigue beaucoup le foie, alors que les patchs d'œstrogène et de progestérone sont beaucoup plus faciles à supporter. Les comprimés à base de progestérone naturelle sont de loin meilleurs pour le foie que ceux préparés à partir de progestérone de synthèse. Les femmes ménopausées sous THS qui se mettent à prendre du poids et/ou se sentent fatiguées et irritables constatent généralement que le RDF leur permet de surmonter rapidement ces problèmes.

Ce régime permet aussi de réparer les dommages hépatiques des personnes qui boivent trop d'**alcool,** ainsi que de celles qui ont pris des drogues douces, en particulier sous forme intraveineuse. Les personnes dont les tests sont positifs à l'hépatite B et/ou C et qui sont porteuses de ces virus courront moins de risque de développer une maladie de foie chronique en suivant le RDF.

Les **personnes âgées** pourront constater les **vertus anti-âge** et revitalisantes de ce régime, qui leur permettra en outre d'échapper aux maladies dégénératives, lesquelles sont malheureusement devenues le lot commun de trop de nos contemporains lorsqu'ils atteignent un certain âge. Il est évident que, passé 55 ans, le foie a besoin d'un soutien particulier, étant donné que son poids et son volume diminuent avec l'âge. Le flux sanguin dans le foie s'amenuise et les cellules hépatiques augmentent souvent de volume pour tenter de compenser cette situation. Le foie voit diminuer sa capacité de gérer drogues et médicaments, la synthèse des protéines dans le foie s'effectue moins bien et l'incidence des calculs biliaires de cholestérol augmente avec l'âge.

Afin de compenser ces changements, faites l'effort de suivre le RDF et évitez au maximum l'alcool, ainsi que la prise de médicaments.

2

Les signes de *fatigue hépatique*

LES SIGNES DE DYSFONCTIONNEMENT HÉPATIQUE peuvent varier considérablement, allant de symptômes tout à fait bénins à des manifestations majeures, parfois fort invalidantes. Les tout débuts d'une maladie sont souvent très discrets, sans symptôme apparent, et c'est souvent par hasard que l'on tombe sur le problème, généralement lors d'un bilan sanguin classique mettant en évidence l'élévation du taux des transaminases.

Il arrive que l'on constate l'apparition de certains symptômes mineurs de dysfonctionnement hépatique, alors que les analyses sanguines n'ont rien montré d'anormal. Cela tient au fait que les bilans hépatiques sanguins pratiqués en laboratoire ne sont guère sensibles ; on recherche plus les signes de lésion hépatique que les indicateurs de son bon ou mauvais fonctionnement.

On ne constate une augmentation des transaminases que lorsque les cellules hépatiques ont déjà été endommagées, raison pour laquelle elles laissent échapper leurs enzymes intracellulaires. Aussi, même si l'on constate chez vous un taux de transaminases et de protides normal, cela n'implique pas forcément que votre foie travaille aussi bien qu'il le devrait ou le pourrait pour que vous vous sentiez vraiment en forme. Si vous présentez des symptômes vagues et imprécis auxquels votre médecin n'arrive pas à attribuer de cause évidente, je vous suggère de suivre mon RDF, puisque cet organe est le principal régulateur du flux d'énergie dans l'organisme.

Souvent, le premier signe biochimique de dysfonctionnement hépatique est l'augmentation des lipides sanguins, avec des taux de cholestérol à jeun supérieurs à 2,50 g/l et des triglycérides supérieurs à 1,70 g/l.

Les symptômes de dysfonctionnement hépatique mineur

Les symptômes courants d'un foie qui fonctionne mal sont : **mauvaise digestion, ballonnements, état nauséeux,** particulièrement après avoir consommé des aliments gras, **prise de poids** au niveau de l'abdomen et **constipation**. Le soi-disant “syndrome de l'intestin irritable” qui se manifeste par des alternances de diarrhée et de constipation, souvent accompagnées de flatulences et d'aérocolie (on a le ventre ballonné !), tire souvent son origine d'un foie paresseux. Si vous vous réveillez le matin avec une mauvaise haleine et/ou la langue chargée, votre foie a certainement besoin d'être aidé. Le RDF est un remède efficace qui vous débarrassera de ces symptômes gênants.

Quand le foie est paresseux, des quantités excessives de métabolites toxiques se déversent dans la circulation sanguine. Ils risquent alors d'affecter le fonctionnement cérébral et de provoquer **humeurs changeantes, dépression et confusion mentale.** Dans ce cas, votre concentration et votre mémoire ne sont plus aussi performantes qu'à l'époque où votre foie parvenait à assurer le maintien de la composition biochimique correcte de votre sang. Les patients ayant suivi le RDF me disent toujours qu'ils se sentent plus calmes et l'esprit plus clair au fur et à mesure de l'amélioration de leur fonction hépatique.

Une insuffisance hépatique peut déclencher ou aggraver les troubles d'origine allergique, comme le rhume des foins, l'urticaire, les éruptions cutanées et l'asthme. C'est particulièrement vrai pour les personnes qui se mettent à souffrir d'allergies pour la première fois de leur vie à l'âge adulte et, selon mon expérience, ces troubles s'améliorent progressivement quand on élimine du régime les aliments et les toxines qui surchargent le foie.

J'ai observé que les patients atteints de maladies auto-immunes (telles que lupus érythémateux aigu disséminé, polyarthrite, polyartérite et autres désordres du tissu conjonctif) avaient souvent souffert d'allergies avant que ne commencent à se manifester les symptômes de la maladie auto-immune. J'ai aussi remarqué que les personnes atteintes de maladies auto-immunes absorbaient en quantité des aliments contenant des additifs chimiques de synthèse, tels que parfums artificiels, édulcorants, colorants et conservateurs divers que l'on trouve dans les boissons au cola dites diététiques, les bonbons, les glaces, les biscuits industriels, les chips et autres fantaisies de ce genre.

Ces produits chimiques s'accumulent dans le foie jusqu'au moment où ils finissent par déborder le filtre protecteur que constituent les cellules hépatiques pour se déverser dans le flux sanguin. Ils s'incorporent alors aux cellules des divers organes, des muscles et des articulations, et nos propres tissus s'en imprègnent peu à peu. Notre système immunitaire n'arrive alors plus à reconnaître ces cellules intoxiquées comme faisant naturellement partie de notre corps. Au lieu de cela, il les considère comme étrangères et destinées à être détruites, et il produit à cet effet des anticorps qui s'attaqueront à nos propres cellules. C'est la genèse de toute maladie auto-immune, et là se trouve l'explication de ce paradoxe qui fait que notre propre système immunitaire se trouve abusé au point de s'attaquer aux tissus mêmes qu'il était à l'origine censé protéger.

Si vous souffrez d'une maladie auto-immune, vous avez de toute évidence grand besoin de suivre le RDF afin de dépolluer votre organisme de tous ces produits chimiques qui s'y sont accumulés. Vous réduirez ainsi d'autant cette surcharge irritante pesant sur votre système immunitaire. J'ai vu le cas de plusieurs patients atteints de lupus qui ont guéri complètement de cette maladie, guérison rendue manifeste par la disparition de leurs symptômes, mais aussi objectivée par l'examen sanguin redevenu négatif après avoir suivi le RDF.

Un foie intoxiqué ou paresseux peut être à l'origine de maux de tête et, malheureusement, comme c'est le foie qui décompose tous les médicaments, les antalgiques que cela nécessite généralement représentent un poids supplémentaire préjudiciable. J'ai constaté que mon régime pouvait représenter un moyen de prévention efficace contre toutes sortes de céphalées, parmi lesquelles on peut citer les migraines, les maux de tête de l'hypertension, les névralgies faciales, les céphalées d'origine hormonale, de même que les maux de tête sans spécificité particulière.

La paresse hépatique peut se manifester sous forme d'hypertension et/ou de rétention d'eau qu'il peut être difficile de contrôler par les seuls médicaments. La raison en est que le foie décompose l'hormone surrénale appelée **aldostérone**. Un excès d'aldostérone provoque une rétention du sodium et fait baisser le taux de potassium, et ces déséquilibres électrolytiques sont à l'origine d'une élévation de la tension. Le foie contrôle aussi le taux des lipides et des protides sanguins, et s'ils sont présents en quantité excessive, le sang s'épaissit et devient trop visqueux, ce qui fait aussi monter la tension.

J'ai pu constater que le RDF était capable de ramener à la normale de très fortes hypertensions, et cela sans le moindre médicament. Le résultat en est durable et apporte un énorme soulagement aux patients qui ne veulent pas dépendre leur vie durant des médicaments anti-hypertenseurs. L'hypertension est dangereuse et augmente le risque de contracter une crise cardiaque ou une attaque. Le RDF est en mesure de contrôler de nombreux cas d'hypertension essentielle et réduit le risque de maladie cardio-vasculaire, principale cause de mortalité dans les pays riches et industrialisés.

Le RDF est une façon de se nourrir sûre et nutritive. Cependant, si vous souffrez d'un quelconque problème médical – comme l'hypertension ou le diabète – vous ne devez pas arrêter votre traitement sans l'accord de votre médecin. Si vous suivez les conseils alimentaires exposés dans ce programme de drainage hépatique, vous *"mangerez votre route vers la bonne santé et la longévité"*, par contraste avec la plupart des gens qui *"creusent leur tombe avec leurs dents"*.

Autre symptôme de fatigue hépatique : **l'hypoglycémie ou la glycémie instable**. Cette fatigue peut être à l'origine de fluctuations incontrôlées de la glycémie, avec des taux de glucose très bas à l'origine de fatigue, vertiges, étourdissements et envies de sucre. Ces dernières sont puissantes et la plupart de ceux qui en sont victimes deviennent littéralement accros aux aliments sucrés, comme le chocolat et les glaces. Ces envies de sucre sont quasi incontrôlables et ressemblent à ce qu'éprouve un alcoolique qui perd tout contrôle une fois avalée la première gorgée de spiritueux. On ne s'étonne donc plus de voir que les personnes souffrant d'hypoglycémie présentent des problèmes de poids, souvent accompagnés de candidose.

Un foie sain convertit nos excès de sucre (glucose) sous une forme appelée **glycogène** qu'il va stocker dans le foie pour le garder disponible en cas de besoin. Quand le niveau de glycémie baisse, un foie en bon état libère rapidement dans le flux sanguin ce glucose de ses réserves de glycogène, prévenant ainsi la baisse rapide de la glycémie. On peut ainsi comprendre le rapport existant entre un foie fatigué et une glycémie instable, laquelle risque fort de mener tout droit à l'addiction au sucre, à un excès de poids, au diabète et à une candidose. Le RDF permet de soutenir la fonction de régulation de la glycémie et c'est une arme efficace contre l'addiction au sucre.

Un mauvais fonctionnement hépatique se manifeste généralement sous la forme d'une incapacité à bien supporter les aliments gras.

Si vous obligez votre foie à gérer en trop grandes quantités des graisses saturées ou nuisibles pour votre santé, il s'efforcera de les pomper hors de votre corps par la bile qui coule dans la vésicule biliaire, puis se déverse dans l'intestin grêle. Cela fait monter le taux de cholestérol de votre bile et peut aboutir à la constitution de calculs biliaires composés de cholestérol durci et à l'inflammation de la vésicule biliaire elle-même. Si votre foie ne travaille pas avec assez d'efficacité, il ne fabrique pas assez de sels biliaires pour conserver le cholestérol biliaire en solution et des calculs peuvent en résulter. De sorte qu'une fatigue hépatique peut être à l'origine **d'affections de la vésicule biliaire et de calculs.** Les affections de la vésicule biliaire se manifestent par une intolérance aux aliments gras, des nausées, des vomissements et des douleurs abdominales supérieures qui peuvent rayonner dans le dos et jusque dans l'épaule droite.

Un autre symptôme de fatigue hépatique est… la fatigue – ce symptôme dont on a pris l'habitude de se débarrasser en le classant dans cette maladie "fourre-tout" à laquelle on a donné le nom de **syndrome de fatigue chronique,** et qui sert de diagnostic tout prêt quand les gens fatigués ne peuvent pas trouver de cause évidente à leur mauvaise santé. Dans 99 % de ces cas, je constate que la cause est à chercher dans l'histoire diététique de ces personnes, lesquelles consomment trop de graisses saturées et nuisibles et pas assez de crudités et de fruits. Comme nous l'avons déjà vu, le foie et le système immunitaire sont intimement liés et, comme un couple marié, le bonheur de chacun dépend de celui de l'autre. Quand on désire surmonter le syndrome de fatigue chronique, il faut à tout prix dégager le système immunitaire surmené de ce qui le surcharge en nettoyant le foie.

Autre symptôme courant d'un foie surmené ou intoxiqué : un **excès de chaleur corporelle,** laquelle peut être associée à de la transpiration ou aux odeurs corporelles. Si vous avez tout le temps trop chaud, il se pourrait fort bien qu'il ne faille pas toujours accuser les bouffées de chaleur ou le climat et il est probable que votre foie ait besoin d'un bon nettoyage de printemps.

Si votre fonctionnement hépatique se situe au-dessous de la normale, vous constaterez une baisse sérieuse de votre tolérance à l'alcool et à divers médicaments, comme les antibiotiques. Vous pouvez commencer à vous sentir ivre même après n'avoir bu que deux bières et vous lever le matin avec une magistrale gueule de bois alors que, la veille au soir, vous n'aviez pris qu'une ou deux consommations dans un bar. Vous risquez aussi de constater que vous devenez de plus en plus allergique à toutes sortes de médicaments délivrés sur ordonnance que vous preniez sans aucun problème dans le passé.

Le point de vue de la médecine chinoise

En médecine traditionnelle chinoise, le foie est considéré comme un organe extrêmement important et il est classé parmi les 5 principaux organes du corps, connus sous le nom d'organes *"Tsang"*, qui ont une fonction de stockage. Selon les médecins chinois, il est indispensable que le foie fonctionne bien pour que circule harmonieusement le flux d'énergie corporelle, le Qi. Nombre de personnes souffrant de ce soi-disant syndrome de fatigue chronique ont un problème de foie sous-jacent.

Les Chinois surnomment le foie *"le général de l'armée"*, responsable de la stratégie du corps et de l'harmonie. Ils disent que bien que l'esprit soit situé dans le cœur, c'est le foie qui peut déséquilibrer l'esprit. Cela est vrai dans les deux sens : le stress émotionnel peut fort bien détériorer les fonctions hépatiques, de même qu'une disharmonie du foie peut affecter défavorablement l'état émotionnel. Cela peut donner lieu à de l'irritabilité, de l'anxiété et même à des dépressions profondes accompagnées d'une tendance suicidaire. Vous avez certainement déjà entendu l'expression : *"Il est plutôt d'humeur atrabilaire (ou noire) aujourd'hui."* Ce qui signifie que plus vous demeurerez éloigné de lui, mieux vous vous porterez, car cet homme est d'une humeur exécrable.

Une intoxication hépatique provoquée par abus d'alcool, de drogues diverses ou de médicaments ne se limitera pas à vous donner la gueule de bois ! Vous vous sentirez irritable, d'humeur changeante, peut-être même agressif et, de toute façon, déprimé.

Vous pouvez aussi présenter ces symptômes si votre foie est dans en état de stagnation ou de fatigue lié à des erreurs alimentaires. Bon nombre de cas de dépression pourraient être améliorés par la pratique du RDF et la prise de certaines plantes, ce qui permettrait l'abandon progressif du recours habituel aux antidépresseurs.

Les Chinois disposent d'un remède pour le foie, portant le nom délicieux de "vagabond libre et décontracté", qu'ils emploient pour la dépression et qui contient une plante chinoise appelée *Xiao Yan Wan*. Nous pouvons tous devenir des vagabonds libres et décontractés, et des vagabonds minces et beaux aussi : il nous suffit pour cela de prendre soin de notre foie. C'est le but même du RDF que je vous propose. Un bon tonique hépatique (cf. p. 105) vous aidera aussi à vous retrouver vous-même, libre et décontracté.

Selon les Chinois, un foie stagnant aboutit à *"la fermentation et la chaleur"* qui produit *"la montée du feu"*, menant à l'agitation, au mauvais sommeil, aux vertiges, aux maux de tête et à la colère. Ils appellent ça *"gan ho"*. Si vous ressentez ce genre de symptômes, il y a bien des chances que votre foie soit échauffé par un trop-plein de toxines.

Les Chinois disent aussi que le foie contrôle le flux harmonieux d'énergie dans la sphère digestive et que lorsqu'il n'y parvient pas, l'excès d'énergie alimentaire pénètre l'estomac et la rate, ce qui provoque un gonflement du ventre et un état nauséeux. Lorsqu'il est question d'excès pondéral, les Chinois commencent toujours par soutenir le fonctionnement hépatique. Certes, il leur a fallu de nombreux siècles pour arriver à cette compréhension – beaucoup plus que l'expérience accumulée de nos civilisations occidentales.

Les médecins chinois attribuent le mauvais état des ongles – de même que les raideurs musculaires et tendineuses – à la faiblesse du foie. Ils évaluent aussi l'état du foie en observant les yeux du patient qui sont alors secs, rouges, avec des picotements, tous des symptômes dus à une chaleur excessive dans le foie. Si vos yeux sont clairs et brillants, c'est de bon augure pour votre foie.

3 Physiologie et fonctionnement hépatique

Le foie est un organe qui abat un travail considérable. Pour s'en rendre compte, il n'est que de considérer l'énorme quantité de sang qui le traverse – près d'un litre et demi de sang transite par le foie chaque minute.

En raison de ses multiples activités, le fonctionnement d'un foie sain génère une grande quantité de chaleur, laquelle élève la température du corps. C'est la raison pour laquelle on a souvent chaud à la suite d'un bon repas.

Le foie est protégé par les côtes et se situe dans la partie supérieure droite de l'abdomen. Il est composé de deux lobes, le droit étant près de 6 fois plus gros que le gauche. Les deux lobes sont séparés par du tissu fibreux connu sous le nom de **ligament falciforme**. On peut subdiviser le foie en lobes plus petits : le grand lobe droit proprement dit, le lobe carré et le lobe caudé qui font partie du lobe gauche, que l'on peut voir sur le dessous ou sous la surface du foie.

Comme nous l'avons dit, le foie est le plus gros organe du corps. Aussi, si vous dites un jour à l'un de vos amis: *"Dis donc, tu sais que ton foie est plus gros que ta cervelle!"*, cela n'aura rien d'une insulte!

Non seulement le foie est unique en raison de sa grande taille, mais aussi par son double approvisionnement en sang. C'est le seul organe à recevoir le sang de deux sources séparées: l'artère hépatique qui apporte du cœur le sang fraîchement oxygéné, et la veine porte qui amène de l'estomac et des intestins un sang chargé des substances nutritives issues des aliments.

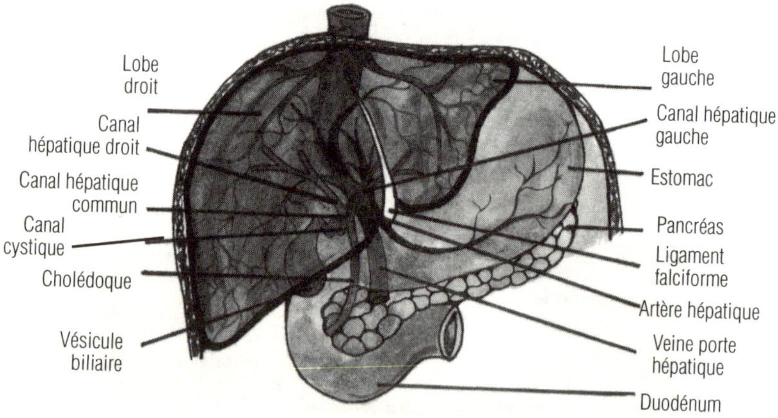

Vue antéro-supérieure du foie

L'artère hépatique et la veine porte pénètrent ensemble dans le foie par un sillon situé à sa base, appelé **hile hépatique** *(porta hepatis)*, où elles se divisent en plusieurs branches destinées à alimenter les lobes gauche et droit du foie. À l'intérieur du foie, ces vaisseaux continuent à se diviser telles des branches d'arbre, apportant le sang dans chaque partie du foie. Ces minuscules vaisseaux sanguins se vident finalement dans les espaces microscopiques qui séparent les rangées de cellules hépatiques. Ces espaces sont appelés les **sinusoïdes** ; ils sont extrêmement importants pour le nettoyage du foie et la nutrition. Les espaces sinusoïdaux sont revêtus de cellules spéciales, telles les cellules de stockage des lipides, les cellules endothéliales et les cellules les plus étonnantes de toutes : les *cellules de Kupffer*. Ces dernières sont hautement spécialisées et il est très difficile pour le foie de les remplacer.

On pourrait dire que les cellules de Kupffer sont le service de voirie du foie, et nous savons tous ce qui se passe quand le service de ramassage des ordures de la collectivité locale est en grève. Ces cellules sont mobiles et ressemblent un peu à de minuscules pieuvres qui se baladent un peu partout pour purifier le sang et la lymphe à l'intérieur des sinusoïdes. Elles engloutissent et digèrent cellules mortes, cellules cancéreuses, levures, virus, bactéries, parasites, produits chimiques artificiels, protéines incomplètement digérées ou dénaturées, ainsi que les particules étrangères dangereuses.

Une fois qu'une cellule de Kupffer a avalé sa victime dangereuse, elle la digère grâce à des enzymes et se met au repos. Si ces cellules ont travaillé trop durement sur de trop longues périodes, elles risquent de se retrouver surchargées de toxines, au point que la tâche de purification du sang impartie au foie ne puisse plus être accomplie correctement. C'est alors que se manifestent toutes sortes de symptômes indicateurs de mauvaise santé, en particulier allergies, maux de tête et fatigue chronique.

C'est le moment d'appeler à votre secours le RDF, qui va réduire la charge toxique qui pèse sur lui.

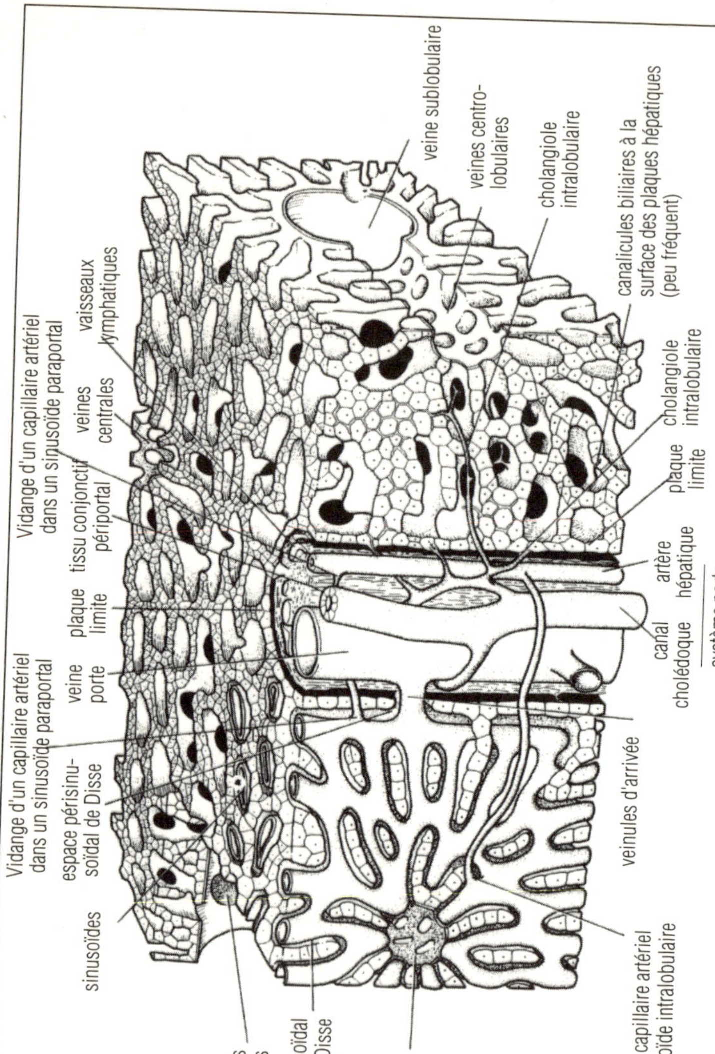

Structure d'un foie normal

(Reproduit avec l'aimable autorisation de Blackwell Scientific Publications)

Après tout leur parcours parmi les colonnes de cellules hépatiques, les sinusoïdes se vident dans les veines centrales, lesquelles le font à leur tour dans de plus grosses veines hépatiques qui emportent ensuite le sang du foie vers le cœur. Ainsi, la propreté du sang qui revient à votre cœur dépend-elle du bon fonctionnement de vos cellules hépatiques et de vos sinusoïdes.

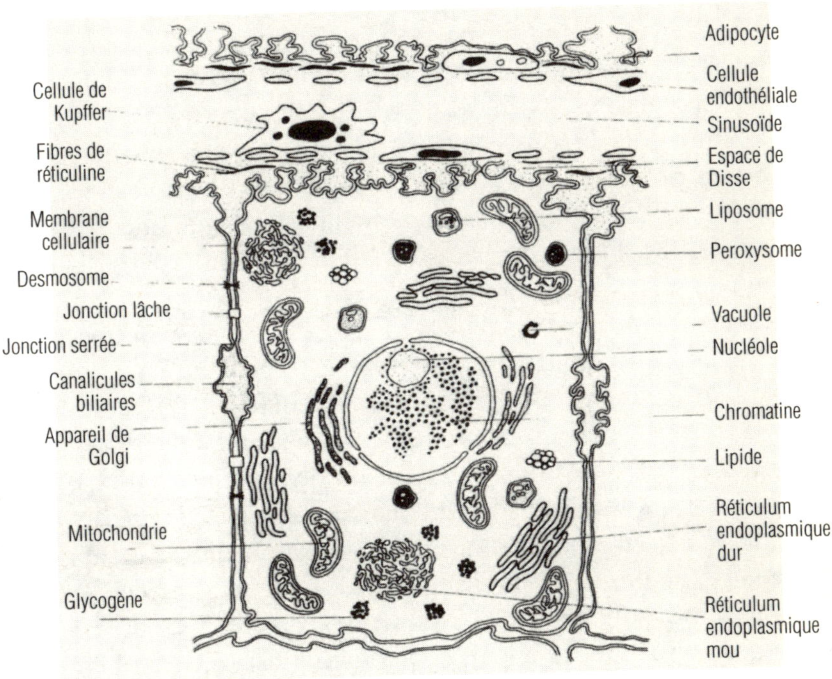

Les organites de la cellule hépatique (hépatocyte)
(Reproduit avec l'aimable autorisation de Blackwell Scientific Publications)

Le foie produit une substance jaune vert, appelée **bile**, nécessaire à l'émulsification et à l'absorption des graisses par l'intestin grêle. Les cellules hépatiques sécrètent la bile dans de minuscules conduits, appelés **canalicules**

biliaires, qui passent entre les amas de cellules. Ces minuscules conduits se déversent à leur tour dans des canaux plus gros qui se rejoignent pour former les cholédoques droit et gauche, segments terminaux de la voie d'excrétion de la bile, nés du confluent des conduits hépatiques commun et cystique. La vésicule biliaire est une sorte de sac connecté au conduit hépatique commun par l'intermédiaire du canal cystique.

La bile est alors transportée vers l'intestin via le conduit hépatique commun. La bile est un liquide composé d'eau, de sels biliaires, de cholestérol, de pigments biliaires, de lécithine, de lipides et d'électrolytes. Les cellules hépatiques produisent les sels biliaires à partir du cholestérol, celui qui est apporté par les aliments, de même que celui qui résulte du métabolisme des lipides. Le cholestérol lui-même se retrouve dans la bile comme un sous-produit du métabolisme des sels biliaires ; sa présence dans la bile à des taux supérieurs à la normale est liée à un excès de graisses saturées dans le régime alimentaire.

Les gros consommateurs de gras ont tendance à fabriquer des calculs biliaires en raison de la richesse de leur bile en cholestérol. Présent dans la bile, ce dernier est idéalement maintenu sous une forme soluble en se combinant avec des sels biliaires et la lécithine pour former des particules solubles appelées **micelles**. Quand il y a trop de cholestérol dans la bile, il ne parvient plus à rester soluble et risque de précipiter sous forme de calculs biliaires.

Les sels biliaires sont synthétisés à partir du cholestérol par une suite de réactions chimiques au sein des cellules hépatiques, formant ainsi les acides biliaires primaires : les acides cholique et chénodésoxycholique. Ces acides biliaires se combinent avec la taurine et le glycocolle, tous deux des acides aminés. Cette combinaison est appelée **acide biliaire composé**. Un sel biliaire est un acide biliaire qui a perdu un ion hydrogène et a gagné un ion sodium ou potassium. C'est un fait : la production de bile dans le foie est un processus très finement accordé qui risque de se trouver perturbé par une alimentation mal adaptée, de même que par une carence en taurine. Tout bon tonique hépatique devrait contenir de la taurine et de la lécithine, aussi bien que des plantes aux vertus reconnues de tonique hépatique.

Les pigments biliaires, comme la bilirubine, donnent une couleur jaune vert à la bile. Lorsque les canaux biliaires ou les cellules hépatiques sont endommagés de sorte que la bilirubine ne puisse plus être excrétée dans la bile et ainsi par les intestins, ce pigment biliaire s'accumule dans l'organisme en donnant à la peau et aux yeux une teinte jaunâtre – c'est ce qu'on appelle la **jaunisse**.

➔ ***Le foie a des compétences variées et exécute toutes sortes de fonctions métaboliques et régulatrices. Leur simple énumération rapide est de nature à vous étonner !***

1 • Le foie régule le métabolisme des hydrates de carbone : il transforme le glucose en glycogène destiné à être stocké dans le foie. En cas de besoin, le glycogène du foie peut libérer du glucose dans le sang afin de maintenir une glycémie stable. Si l'organisme manque d'hydrates de carbone, le foie peut en fabriquer à partir des lipides ou des protéines.

2 • Il a des fonctions de stockage : il emmagasine le glycogène, les vitamines A et D, plusieurs vitamines du groupe B (dont la vitamine B12), le fer et le cuivre.

3 • Le foie régule le métabolisme des protéines : il fabrique bon nombre de protéines, comme l'albumine, et les facteurs de coagulation sanguine, comme la prothrombine et le fibrinogène, qui permettent au sang de former un caillot quand le besoin s'en fait sentir. Il fabrique aussi la SHBG *(sex hormone binding globulin)*, glycoprotéine dont la fonction est de se lier aux hormones sexuelles au cours de leur transfert sanguin.

Un foie sain est essentiel à la synthèse de ces hormones, faute de quoi on risque d'avoir des problèmes avec sa libido. Nombre de personnes ayant suivi le RDF m'ont dit avoir constaté une nette amélioration de ce côté-là.

Le foie synthétise aussi des protéines destinées au transport de certaines substances – telles que lipides, fer, hormones et médicaments – dans la circulation sanguine. Lors de bilans sanguins, on contrôle souvent le taux d'une protéine hépatique particulière appelée **lipoprotéine à haute densité** (HDL) : un taux élevé d'HDL est de bon présage pour votre cœur et réduit le risque de maladie cardio-vasculaire. S'il en est ainsi, c'est parce que l'HDL récupère le cholestérol fixé sur les parois des vaisseaux sanguins pour le ramener vers le foie, d'où il sera excrété. Par conséquent, si vous désirez avoir une bonne circulation, il vous est nécessaire d'avoir aussi un foie en bon état.

4 • Le foie draine nombre de substances toxiques, que ce soit par les cellules de Kupffer ou en ajoutant une substance chimique à la toxine pour en favoriser l'élimination ou la désactivation. Ce processus métabolise ou opère la biotransformation des drogues et médicaments, des stéroïdes et des déchets de l'organisme, comme l'ammoniaque toxique. L'ammoniaque naît dans l'organisme de la rupture d'une protéine et un foie sain est capable de la transformer en urée, qui est alors excrétée par les reins.

Le système enzymatique le plus important dans le processus de désintoxication du foie est le cytochrome oxydase P-450-dependant.
Heureusement, vous n'avez pas à penser à tout ça, pas plus au cytochrome oxydase qu'aux transaminases. Il est cependant important de savoir que tout ceci dépend grandement de la vitamine C et de la taurine, et que nous en sommes carencés pour la plupart d'entre nous.

Dans le cas de surcharge toxique, le foie ne parvient plus à assumer une désintoxication suffisante et c'est le foie lui-même qui fait les frais de ces toxines.

Les symptômes d'une maladie hépatique grave

Ces symptômes ne surviennent que lorsque le foie est sévèrement endommagé, comme dans les derniers degrés de cirrhose, de cancer du foie ou de nécrose (destruction du foie). Cela se manifeste sous forme de jaunisse, de dépression grave, de profonde fatigue, de gonflement extrême de l'abdomen, de maladresse, de confusion mentale, pour aboutir au coma. Des saignements peuvent se manifester, en provenance de l'estomac ou des intestins, et les paumes des mains peuvent prendre une couleur rouge foncé. Il peut s'y ajouter un tremblement des mains. En pareil cas, la greffe du foie reste la meilleure solution.

Les causes d'une maladie grave du foie et d'une insuffisance hépatique sévère sont l'alcoolisme, le cancer du foie, l'abus d'analgésiques, le surdosage de paracétamol – analgésique fortement toxique pour le foie –, de graves réactions allergiques à certains médicaments et pesticides, ainsi que des infections par les virus de l'hépatite B et C. Le virus de l'hépatite C est transmis par le contact de sang à sang avec une personne déjà infectée. Cela peut concerner aussi bien des drogués qui partagent des aiguilles ou des lames de rasoir que les piercings non stériles, le tatouage ou des piqûres d'aiguille. Ces maladies sont fréquentes chez les personnes ayant besoin de transfusions sanguines répétées comme dans le cas des hémophiles, mais dans la majorité des cas, les infections à l'hépatite C résultent de transfusions reçues avant 1990. Les banques du sang européennes et américaines pratiquent la recherche de l'hépatite C sur tous les dons de sang depuis 1990.

L'hépatite C contamine les réserves de sang de la même manière que le virus du SIDA. Le virus de l'hépatite C attaque le foie et peut provoquer une cirrhose dégénérative, une insuffisance hépatique et un cancer du foie. Le virus s'avère être une bombe à retardement pour des milliers de personnes, l'incubant silencieusement, et il peut se passer 10 à 20 ans après l'infection initiale avant que ne se déclare la maladie. Ce n'est que maintenant, alors que ceux qui ont été infectés il y a des années commencent à tomber malade, que l'on mesure enfin la virulence de l'hépatite C.

Pour ceux qui en sont encore aux premiers stades, il est essentiel de suivre scrupuleusement le RDF et d'éviter alcool et tous médicaments ou drogues toxiques. Il est certes important de se faire suivre par un spécialiste en hépatologie, mais, à mon avis, ces spécialistes ne donnent pas assez d'informations aux patients en ce qui concerne le régime alimentaire et les thérapies naturelles visant à régénérer le foie. La majorité des médecins ne croient pas aux vertus de la médecine nutritionnelle, tout simplement parce qu'ils ne l'ont jamais évaluée ni appliquée à leurs patients.

Nombre de mes patients qui présentaient les signes et les symptômes de maladie hépatique ont réussi à régénérer leurs cellules hépatiques et à faire régresser leur maladie du foie grâce au régime que je propose et au recours aux toniques hépatiques naturels.

Le futur : vers un foie artificiel ?

La mise au point de foies artificiels, cultivés à partir de débris de foie résiduels suite à des greffes, pourrait sauver bien des gens qui meurent actuellement dans l'attente d'une greffe.

Un foie artificiel révolutionnaire est actuellement à l'étude à Birmingham (Angleterre), où une équipe anglo-allemande a réussi à cultiver des cellules de foie humain à l'extérieur du corps. Le but de ces chercheurs est d'employer des "chutes" de foie humain d'un poids de 30 à 60 g afin de les amener à former un foie artificiel d'environ 450 g. Le foie humain adulte pèse en moyenne 1,5 kg ; cependant, on peut survivre avec un foie beaucoup plus petit.

Le foie artificiel consistera en un disque épais de 20 cm de diamètre composé de cellules de foie cultivées qui recevront le sang filtré du patient par l'intermédiaire d'un tube placé dans l'aine. Un fin réseau de minuscules tubes en plastique perméables alimentera le sang du patient dans les cellules du foie artificiel. À l'intérieur de ce foie, le sang du patient sera désintoxiqué, les protéines seront fabriquées, les lipides décomposés et le métabolisme rétabli. Ce travail fait, un autre réseau de tubes perméables miniatures recevra le sang traité et le renverra dans le corps du patient.

Les experts observent avec un grand intérêt le projet de Birmingham. Sir Roy Calne, ce professeur qui a exécuté la première greffe de foie en Europe il y a 28 ans, reconnaît que les expériences dans lesquelles un foie sain était mis en parallèle avec un foie insuffisant ont prouvé que ce dernier était capable de se régénérer. La raison en est que le foie artificiel prend alors en charge le travail du foie malade, qui peut ainsi se reposer et se reconstruire.

Bien que cette recherche n'en soit encore qu'à sa phase préliminaire, le but suprême est la mise au point d'un dispositif capable d'assumer la totalité des fonctions hépatiques, y compris la fabrication de la bile.

Des chercheurs espèrent créer un foie artificiel à partir de "chutes" de cet organe inutilisées lors de greffe de foie – ce qui permettrait au foie du malade de se reposer et de se régénérer.

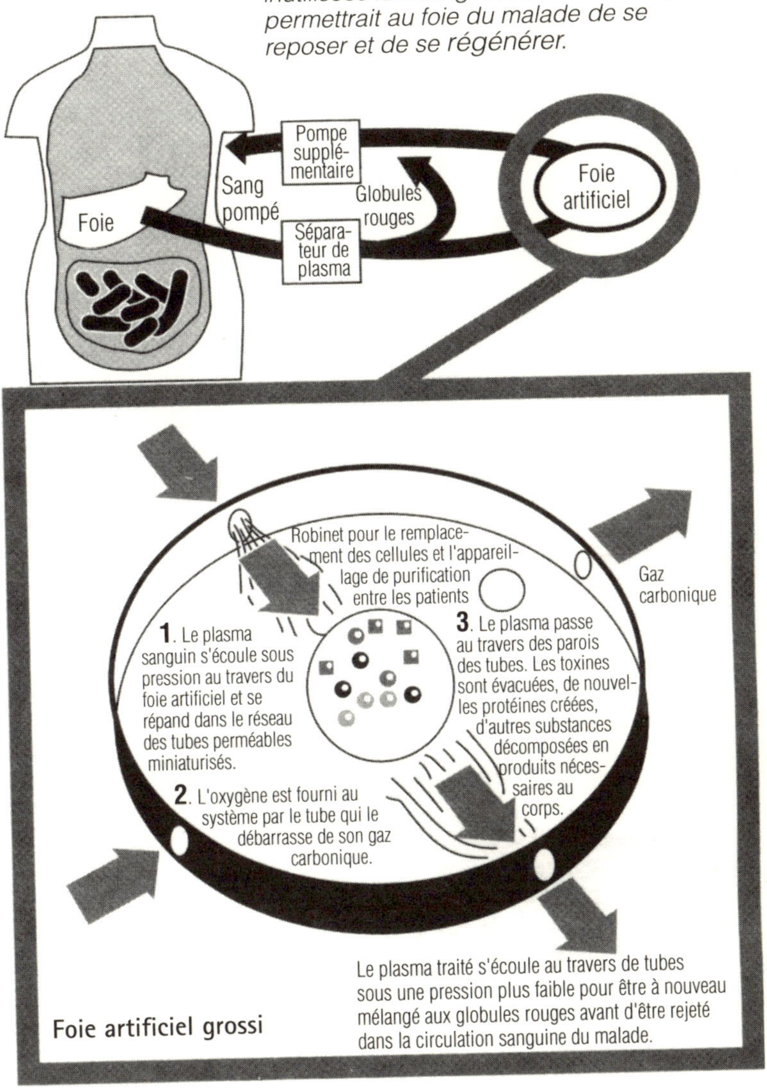

Nouveau foie généré à partir de cellules humaines

4

Les 12 principes vitaux pour un foie qui fonctionne bien

UN

Écoutez votre corps – ne mangez pas si vous n'avez pas faim et contentez-vous d'un jus frais, d'un fruit, d'un peu de salade et de crudités ou d'un verre d'eau. Cela s'applique aussi aux repas que vous prenez pendant le RDF.

À l'inverse, ne vous imposez pas de fringales pénibles : leur non-satisfaction risque de vous mener tout droit vers l'ulcère d'estomac ou l'hypoglycémie. Trop de personnes laissent l'horloge fixer l'heure de leurs repas et décident, une fois pour toutes, qu'il faut manger à 8 h, 13 h et 19 h, qu'il pleuve ou qu'il vente, qu'elles aient faim ou non. Il est beaucoup plus sain de laisser votre appétit décider de l'heure de vos repas, comme le font les enfants, et de n'accorder que peu d'importance à l'heure qu'il est. Si vous avez pris l'habitude de prendre vos repas à heures fixes, même quand vous n'avez pas faim, cela va imposer beaucoup trop de travail à votre foie et surtout lui causer une usure excessive, tout comme les articulations trop sollicitées finissent par souffrir d'arthrose.

L'éducation de bien des gens, particulièrement celle de ceux qui ont grandi pendant les périodes de dépression économique postérieures à la Seconde Guerre mondiale, les a amenés à éprouver de la culpabilité quand ils ne finissent pas leur assiette, même quand leur faim se trouve satisfaite. Pour le bien-être de votre foie, il vaut mieux vous arrêter de manger dès que vous n'avez plus faim.

Je vous suggère de cesser de maltraiter votre foie s'il se trouve déjà dans un certain état d'épuisement : vous ajouterez ainsi plusieurs années à votre vie.

DEUX

Buvez tous les jours au moins 8 à 12 verres d'eau filtrée : cela permet de nettoyer votre foie et vos reins et vous aidera à perdre du poids. Votre organisme a besoin que vous buviez fréquemment de petites gorgées d'eau, faute de quoi vos cellules se contractent sur elles-mêmes en raison de la déshydratation et leurs membranes se dessèchent.

Quelle "mine" ont vos plantes quand vous oubliez de les arroser ? Elles ont l'air fatigué et se fanent – et c'est exactement de quoi ont l'air vos cellules observées au microscope quand vous n'avez pas bu assez d'eau. En buvant de la bonne eau, vous réduisez les risques de maladies dégénératives. On a observé une incidence plus grande de la maladie d'Alzheimer chez les personnes qui ne boivent pas d'eau. Buvez de l'eau continuellement pendant la journée et évitez les grandes quantités de liquide au cours des repas.

TROIS

Évitez de consommer de grandes quantités de sucre, en particulier les sucres raffinés.

L'excès de sucre raffiné est converti en graisses, telles que le cholestérol et, plus particulièrement, les triglycérides, lesquelles risquent de s'accumuler à l'intérieur des cellules en provoquant la dégénérescencc graisseuse des organes (par exemple le foie, le cœur, les muscles, les reins, les artères), ou encore elles sont transportées vers ces endroits de stockage que sont les cuisses, les fesses et l'abdomen. Finalement, les triglycérides du sang vont grimper en flèche, ce qui est associé à un risque accru de maladie cardio-vasculaire.

Évitez tous les édulcorants artificiels que l'on trouve dans les colas de régime et dans certains produits alimentaires pour diabétiques, car ils sont toxiques pour le foie et sont à l'origine d'hypoglycémie et de fatigue. **Si vous ressentez un besoin impérieux de manger quelque chose de sucré,** prenez quelques fruits frais, des fruits séchés au soleil, du miel ou de la mélasse. Le sucre et la farine raffinés infligent un gros travail au foie et il en résulte bien souvent le développement et la multiplication excessive, au sein de l'organisme, de bactéries nocives et de champignons (par exemple les **candidas albicans**). Le miel non traité contient des substances antibiotiques naturelles qui inhibent la croissance de ces organismes indésirables.

Il est une petite expérience simple que vous pouvez faire pour vous rendre compte de vos yeux de la différence entre du miel naturel non traité et des confitures ou gelées préparées avec du sucre : prenez un pot de chaque, enlevez leurs couvercles et laissez-les ouverts sur une étagère pendant une semaine. Vous pourrez alors constater que le miel est demeuré sain, exempt de toute contamination, tandis que la confiture est couverte de moisissures malsaines qui semblent y prospérer avec délice. Il se passe exactement la même chose à l'intérieur de vos intestins. Je vous conseille donc d'éviter les confitures, gelées et fruits en conserve pendant que vous pratiquez le RDF.

Si vous êtes vraiment accro au chocolat, essayez l'alternative que représente la caroube (en magasin de diététique). La caroube ressemble au chocolat dont elle a aussi la consistance et le goût, mais en bien plus sain ! Elle est extraite des longues cosses du caroubier. Versée sur un gâteau de riz, c'est tout simplement délicieux.

Autre sucrerie que vous trouverez dans les magasins de diététique : le halva, qui est composé de graines de sésame et de miel, le tout parfumé à la vanille, auxquels sont parfois ajoutés des amandes et des fruits secs. Les fruits secs et les noix fraîches sont savoureux et nourrissants, de même que les bâtons de réglisse naturels.

Vous êtes amateur de crème glacée ? Ne désespérez pas : bien que vous ne puissiez en consommer pendant le RDF, vous pouvez quand même vous régaler d'un sorbet aux fruits préparé à partir de fruits frais. Mettez-en dans un cornet et vous ne sentirez pas la différence. On peut aussi trouver de la "crème glacée" préparée à partir de lait de soja : elle est acceptable pendant le RDF.

Cependant, rappelez-vous que bien que ces desserts contiennent des sucres naturels, ces derniers restent toujours nuisibles pour le foie si vous en consommez en quantités excessives ou si vous vous jetez dessus à tout bout de champ, en quel cas votre foie va les convertir en graisse. L'un des grands avantages du RDF, c'est qu'une fois que vous l'avez pratiqué pendant quelques semaines, vous constatez que vos envies de sucre diminuent tout naturellement.

QUATRE

Cessez d'être obsédé par les calories: tel n'est pas le but du RDF. Si vous vous en tenez aux aliments et aux menus présentés dans ce régime, votre fonction hépatique s'améliorera graduellement et il s'ensuivra une perte de poids. Beaucoup de gens constatent qu'ils n'arrivent pas à suivre un régime parce que cela demande trop d'énergie mentale que de peser chaque aliment et d'en compter les calories.

On ne compte pas les calories pendant le RDF: j'ai fait tout le travail pour vous en m'assurant que les menus sont bien équilibrés et apportent suffisamment de calories pour un adulte moyen modérément actif. Si vous avez plus de 60 ans, si vous n'êtes pas actif ou si vous estimez que les menus proposés sont trop abondants pour votre constitution, n'hésitez surtout pas à réduire les portions en fonction de votre ressenti personnel. Tenez-vous-en simplement aux aliments amis de votre foie indiqués dans le régime et vous serez assuré de bien faire, à condition de prendre en compte votre appétit réel. Il y a beaucoup plus de gens qui meurent de suralimentation que de sous-alimentation dans nos sociétés occidentales, aussi penchez plutôt vers la tendance à manger moins une fois votre faim satisfaite.

Ignorez le pèse-personne de votre salle de bains: le but du RDF est de purifier votre organisme et de rajeunir votre métabolisme tout entier, pas seulement de perdre du poids. La perte de poids viendra de pair avec l'amélioration de votre fonction hépatique au cours des 8 semaines du régime. Pourquoi vous infliger le stress de vérifier sans arrêt si vous avez ou non maigri et de combien?

La rapidité de la perte de poids varie considérablement d'une personne à l'autre et selon les tranches d'âge, et si vous vous comparez à un ami qui suit le régime avec vous, il y a de grandes chances que vous en éprouviez une certaine frustration.

Au cours de toute période de diète, la perte de poids peut marquer un arrêt provisoire ; cela signifie qu'on est arrivé à un **plateau** et cette phase peut durer de 2 à 6 semaines. Le RDF continue de marcher, même s'il ne s'ensuit pas de perte de poids. Durant ce temps-là se mettent en place les changements métaboliques intracellulaires qui doivent être effectués préalablement à la perte de poids. Aussi, soyez patient et vous recommencerez d'autant mieux à maigrir par la suite. Si vous oubliez votre balance, vous ne remarquerez même pas ce plateau provisoire – ce qui vous évitera tout sentiment de frustration – et vous vous donnerez une meilleure chance de persévérer dans le RDF sur une plus longue période.

CINQ

Évitez les aliments auxquels vous risquez d'être allergique ou dont vous savez, par votre expérience passée, qu'ils ne vous conviennent pas. Si vous avez un système digestif faible et que vous vous sentez gonflé et lourd après avoir mangé, vous pouvez prendre des comprimés d'enzymes digestives au début des repas. Ces comprimés ou poudres contiennent de la pepsine, de la broméla\u00efne, de l'acide glutamique, de la papa\u00efne et des extraits pancréatiques ; certaines personnes les trouvent très utiles. Autre conseil pour ceux qui digèrent mal : commencez toujours vos repas par un aliment cru.

Par exemple, commencez le petit-déjeuner par 1 ou 2 fruits frais, le déjeuner et le dîner par des crudités. Ces aliments crus contiennent des enzymes vivantes qui viendront s'ajouter à vos propres enzymes, améliorant ainsi votre digestion. Mâchez toujours soigneusement vos aliments et à fond : la digestion commence par le mélange de la salive avec la nourriture. Avec l'âge, la production d'acide chlorhydrique de l'estomac ne permet souvent plus une bonne digestion des protéines. On peut y pallier en buvant, par petites gorgées au cours des repas, un verre d'eau contenant une cuillère à café de vinaigre de cidre.

Les aliments les plus fréquemment mis en cause dans la colite et le syndrome de l'intestin irritable sont le blé et ses dérivés, ainsi que les produits laitiers (lait, beurre, fromage, crème, glace, chocolat). La raison en est que ces aliments contiennent des protéines réactives en plus du gluten et du lactose, et beaucoup de gens se sentent bien moins ballonnés quand ils suppriment complètement ces produits.

Attention aussi aux excès de café, toujours toxiques pour le foie. Pendant que vous suivez le RDF, limitez-vous à un maximum de 1 ou 2 tasses de café par jour ou, mieux, supprimez-le complètement. Le café vraiment naturel, issu de grains de café fraîchement moulus, est plus sain que le café soluble. Si vous employez du café décaféiné, assurez-vous bien de n'utiliser que des marques n'employant aucun produit chimique pour débarrasser le café de sa caféine.

SIX

Soyez attentif à votre bonne hygiène intestinale, car le foie doit filtrer et détruire tous virus et bactéries présents dans notre alimentation. Si nous l'accablons de trop d'organismes indésirables ou de bactéries dangereuses, comme les salmonelles ou les shigella, ces agents infectieux risquent d'envahir notre circulation sanguine et d'être à l'origine de graves maladies. Ils peuvent aussi endommager le foie de manière irréversible. Afin de limiter ce risque, consommez seulement des aliments frais et évitez de réchauffer les plats, car les bactéries se plaisent et prolifèrent dans les aliments déjà cuisinés que l'on a mis de côté, en particulier les viandes. Ne réchauffez jamais vos aliments plus d'une fois. Évitez la restauration rapide et les plats tout préparés, en particulier la viande, car vous courrez le risque qu'ils ne soient pas aussi frais que vous le souhaiteriez. Lavez-vous toujours les mains avant de manger. Évitez les aliments à base d'œufs crus, à moins que vous ne soyez certain qu'ils ont bien été conservés dans un réfrigérateur. Si vous devez voyager en Afrique ou en Asie, évitez les fruits non pelés, les légumes crus et les crustacés, comme les huîtres, car ils peuvent avoir été contaminés par toutes sortes de micro-organismes susceptibles de vous donner une gastro-entérite. Il est sage d'éviter les salades quand vous êtes à l'étranger, à moins que vous puissiez les préparer vous-même : dans certains pays du Tiers-Monde, il y a de fortes chances qu'elles aient été lavées à l'eau du robinet, elle aussi susceptible de vous donner une gastro-entérite. C'est pourquoi l'eau du robinet doit être préalablement bouillie ; sinon, ne consommez que de l'eau en bouteille (l'eau gazeuse étant la plus sûre).

La plupart des aliments tout préparés que l'on trouve sur les rayons des supermarchés ne sont "consommables" que parce qu'ils sont bourrés de conservateurs, ce qui ne les empêche pas de contenir quand même toutes sortes de micro-organismes indésirables présents sous une forme latente. Dès que ces aliments de conserve atteignent vos intestins, les conservateurs disparaissent et les "bestioles" en question se mettent à grandir à l'intérieur de vous. Nous avons pu constater des cas d'intoxication alimentaire grave suite à la consommation de charcuterie industrielle comme le jambon, la viande fumée, les saucisses (de

Francfort et autres), le corned-beef, le pâté, le bacon aussi bien qu'une pizza, et dans certains cas, ces infections peuvent être fatales. Tous ceux qui suivent le RDF ont intérêt à éviter la charcuterie et tout type de viande de conserve, car ces aliments surchargent énormément le foie, aussi bien au niveau digestif que bactériologique.

SEPT

Si vous vous sentez stressé ou inquiet, mieux vaut ne pas manger. Quand vous êtes dans cet état, votre circulation sanguine est détournée de vos intestins et de votre foie au profit d'autres régions du corps. Si vous mangez à ce moment-là, il ne pourra qu'en résulter des ballonnements et une mauvaise digestion.

HUIT

Essayez de vous procurer des produits frais de culture biologique, sans pesticides. Vous pourrez aussi vous en procurer dans votre magasin de diététique local ou vous faire livrer ce type de produits directement à domicile par une coopérative d'alimentation bio. Demandez à votre boucher s'il dispose de viandes d'animaux élevés biologiquement et n'achetez que des œufs bio et des volailles élevées au grain et en liberté.

Ce type de produits contient moins de pesticides, d'hormones, d'antibiotiques et de graisses saturées. Achetez des produits contenant des ingrédients naturels et évitez les aliments industrialisés contenant des produits chimiques artificiels tels que conservateurs, colorants, parfums chimiques et édulcorants artificiels. Pour vous adapter à ces quelques règles, vous devrez faire plus souvent vos courses au marché, à la poissonnerie, chez le boucher et au magasin de diététique, et moins au supermarché, bien que de plus en plus de grandes chaînes d'alimentation commencent à proposer des rayons d'aliments naturels sans produits chimiques artificiels.

NEUF

Tirez vos protéines de sources diverses (y compris les légumineuses) et évitez de vous limiter aux produits et sous-produits animaux, comme la viande, les œufs et le poisson. Dans le RDF, vous pouvez manger du poulet (de préférence élevé en liberté et nourri au grain), du poisson et des œufs. Cependant, il y a aussi de nombreux plats dans lesquels les protéines sont fournies par des légumineuses, des céréales, des fruits secs et des graines. On obtient des protéines de premier ordre en combinant au moins 3 des 4 aliments suivants : fruits secs, céréales complètes, graines et légumineuses pris au même repas. Les protéines fournies par ces aliments sont aussi complètes que celles qui proviennent des produits et sous-produits animaux et contiennent l'ensemble des 8 acides aminés essentiels.

Parmi les graines, mentionnons le blé, le sarrasin, le riz, l'orge, le seigle, l'avoine, le millet, l'épeautre, le quinoa, l'amarante et quelques autres que vous trouverez en magasin de diététique. Si vous souffrez du syndrome de l'intestin irritable ou d'allergies alimentaires, vous savez et vous avez pu constater que le blé ne vous convient pas. En pareil cas, le riz est une alternative bien tolérée.

Parmi les légumineuses, on compte les haricots et les fèves (soja en grains, azukis, fèves de Lima, haricots de

Soissons, etc.), les pois, les pois chiches et les lentilles. Tous représentent d'excellentes sources de protéines de qualité, d'acides gras essentiels, de fibres, d'hormones végétales, de calcium, de fer, de magnésium, de zinc et de vitamines B.

En règle générale, nous ne consommons pas assez de légumineuses. Peut-être parce que la plupart des gens les trouvent trop difficiles à préparer. Aussi, voici quelques conseils pour rendre leur digestion plus aisée :

- *N'employez que des haricots et fèves de bonne qualité et laissez de côté ceux qui ont l'air desséchés ou décolorés. Rincez-les dans une passoire et laissez-les tremper de 12 à 24 heures – comptez 4 volumes d'eau pour un volume de haricots.*
- *Mettez les haricots dans une grande casserole et recouvrez-les d'eau (faites en sorte qu'il y ait environ 5 cm d'eau au-dessus des haricots). Portez-les rapidement à ébullition. Enlevez l'écume qui flotte à la surface, puis laissez-les mijoter à petit feu sans les bouillir, en prenant garde à ce qu'ils soient toujours recouverts d'eau. Poursuivez la cuisson jusqu'à ce qu'on puisse aisément les couper avec la pointe d'un couteau.*
- *Si vous manquez de temps : il est acceptable d'employer des légumineuses en conserve et vous n'avez que l'embarras du choix entre les haricots blancs à la sauce tomate, les pois chiches, le soja en grains, le chili, les haricots de Soissons, des mélanges de 3 et 4 variétés de haricots, les haricots beurre et les lentilles.*

Si les haricots en conserve sont préparés avec des sauces contenant beaucoup de sel et de sucre, rincez-les d'abord soigneusement à l'eau avant de les utiliser pour votre RDF.

On peut aussi faire germer les légumineuses et les ajouter aux salades. C'est facile à réaliser chez soi sur un rebord de fenêtre ou un endroit bien aéré. Il vous suffit de vous procurer un germoir que vous trouverez facilement dans les supermarchés et dans les magasins de diététique. Les légumineuses et les graines germées voient leurs propriétés nutritionnelles largement augmentées par le processus de germination, de même que leurs vertus purificatrices du foie – ceci en raison de leur richesse en vitamine C, en acides aminés et en acides gras. Vous pouvez aussi vous procurer facilement des légumineuses et des graines germées dans certains supermarchés et magasins de diététique. Dans ce cas, il convient de vous assurer de leur fraîcheur et vérifier qu'elles n'aient pas moisi.

Les graines sont une excellente source d'acides gras essentiels, de protéines, d'hormones végétales et de fibres. Elles font partie intégrante du RDF. Je vous conseille particulièrement les graines de lin, de tournesol, de sésame, ainsi que les graines de courge. La plupart des gens les préfèrent réduites en fine poudre au moulin à café ou au mixer, ce qui les rend plus digestes. Une excellente manière d'augmenter votre ration d'acides gras essentiels et de protéines est de préparer un mélange de graines de lin, de tournesol et d'amandes (que nous appellerons LTA[2]) en les broyant ensemble pour faire une fine poudre délicieuse et sucrée au goût de noisette dont vous pourrez saupoudrer vos fruits, légumes, céréales ou que vous ajouterez à des boissons de santé conseillées dans le RDF. Pour cela, comptez 3 parts de graines de lin, 2 de graines de tournesol et 1 d'amandes. La consommation régulière

[2] Voir recette p. 131.

de ce mélange fera que vous ne souffrirez plus jamais de constipation. Dans les cas de constipation opiniâtre, ajoutez 2 à 3 cuillerées à soupe de cosses de psyllium au mélange que vous prendrez quotidiennement. Le LTA est aussi un aliment cérébral de premier ordre qui viendra en aide aux personnes qui se plaignent de troubles de la mémoire et de la concentration !

Les fruits secs sont très riches en huiles insaturées. On ne devrait les consommer que frais et crus. Conservés sur de longues périodes et exposés à l'air, leurs précieuses huiles rancissent et cessent d'être bénéfiques. Achetez les fruits secs présentés dans des sacs scellés avec mention de leur date limite d'utilisation, ou des fruits secs toujours enrobés de leurs coques. Si vous mélangez au même repas des légumineuses, des graines, des fruits secs et des céréales comme source de protéines, il est préférable de ne pas les consommer en association avec de la viande ou des œufs, surtout si votre système digestif est faible[3].

DIX

Faites preuve de sagesse dans le choix de vos pains, biscottes, pains grillés et autres viennoiseries. Il est important de ne consommer que des pains de bonne qualité au cours du RDF. Ces pains vous apportent des minéraux, des fibres et des vitamines du groupe B. Autrefois, le pain était fabriqué par le boulanger local à partir d'ingrédients simples, tels que de la farine, de l'eau, de la levure et du sel. De nos jours, la plupart des pains vendus en grande surface sont fabriqués industriellement et on y retrouve

[3] Dans ce but, il est d'ailleurs généralement conseillé de prendre les fruits secs et les fruits frais seuls, en dehors des repas (NdT).

des ingrédients tels que des huiles végétales hydrogénées, du bromate de potassium, du disodium dihydrogène diphosphate, de l'acide monoacétyltartarique, de l'azodicarbonamide et autres produits chimiques artificiels que votre foie surmené doit ensuite gérer. Ce sont dans ces pains industriels que l'on trouve les plus grandes quantités de levure et autres procédés de fermentation rapide, ajoutés à divers “améliorants” – tous susceptibles d'être à l'origine de ballonnements et du syndrome de l'intestin irritable. En outre, il faut savoir que les pains “bruns” (que vous risquez de prendre pour du pain complet !) vendus en grande surface ne sont souvent que du pain blanc coloré avec du caramel artificiel. Aussi, quand vous pratiquez le RDF, je vous suggère d'acheter votre pain en magasin de diététique : vous serez assuré qu'il est fabriqué sans produits chimiques artificiels.

Si vous souffrez du syndrome de l'intestin irritable, consommez du pain préparé avec de la farine moulue à la meule de pierre à la texture très fine et dépourvue de granulations. Pour réduire le risque d'allergie, variez les types de pains que vous mangez : testez le pain de seigle, de blé, de maïs, de riz, d'avoine ou d'orge et autres, disponibles en magasins de diététique. Si vous avez envie de quelque chose de plus léger, goûtez les galettes de riz, de seigle ou la pita sans levure. Si vous êtes allergique à la levure, essayez les pains sans levain ou le pain azyme.

Pendant que vous pratiquez le RDF, il est essentiel que vous évitiez les tartines de margarine aussi bien que de beurre. Si vous souhaitez en profiter pour perdre du poids, cette simple gourmandise ne ferait que rendre la bataille quasi impossible et démoralisante. Vous le verrez : au bout de quelques semaines, ça ne vous manquera même plus! Si vous êtes de ces amateurs de pain qui ne peuvent se passer de tartines, il existe 3 alternatives au beurre auxquelles vous pouvez avoir recours pendant que vous pratiquez ce régime : l'avocat frais, l'hoummous ou le tahin, qui contiennent des acides gras essentiels naturels appréciés par votre foie. Le tahin est à base de graines de sésame ; il est riche en minéraux, en particulier en calcium. L'hoummous est une pâte savoureuse composée de pois chiches, de graines de sésame et d'ail, très appréciée dans la confection de sandwichs.

Tentez l'expérience avec ces 3 pâtes à tartiner et vous constaterez que vous n'avez que l'embarras du choix. Quand vous tartinez votre pain avec de l'hoummous ou du tahin, sachez qu'ils représentent aussi une excellente source de protéines. Vous pouvez faire vous-même votre propre hoummous (cf. recette p. 128) ainsi que votre tahin, ou vous les procurer dans un magasin de diététique ou dans le rayon diététique d'une grande surface.

ONZE

Faites échec à la constipation en mangeant beaucoup de fruits frais, ainsi que des légumes, et buvez de l'eau tout au long de la journée. Vous pouvez préparer vous-même un délicieux müesli nutritif et riche en fibres pour votre petit-déjeuner en mélangeant graines de lin, graines de tournesol, graines de sésame, psyllium, son d'avoine, son de riz (ou plus simplement flocons de céréales complètes) et lécithine de soja : une tasse de chaque vous permettra d'en préparer pour 4 semaines. Passez toutes les graines au mixer ou demandez à votre magasin de diététique de vous le préparer. En évitant la constipation, vous éviterez en même temps la prolifération des micro-organismes indésirables dans votre gros intestin. Pour augmenter la quantité des bactéries protectrices (acidophilus et lactobacillus) dans votre intestin, vous pouvez les prendre sous forme de poudre ou consommer des yaourts de soja. Conseil malin : offrez-vous une yaourtière pour faire vous-même vos yaourts avec du lait de soja. Un de mes patients qui les prépare lui-même m'a dit que cela se trouve facilement à un prix très raisonnable.

Faites vous-même vos yaourts de soja

Ajoutez à 1 litre de lait de soja chaud 3 c. à soupe d'acidophilus non parfumé et de yaourt au bifidus pour la culture. Suivez les conseils donnés sur le mode d'emploi de votre yaourtière.

Pendant que vous suivez le RDF, vous devez éviter tous les produits laitiers, y compris le yaourt au lait de vache. J'ai constaté que beaucoup de patients constipés souffraient aussi de dyspepsie, de brûlures d'estomac, de reflux gastrique et d'indigestion. J'ai inclus tous ces termes parce qu'ils sont souvent employés l'un pour l'autre. Si vous vous plaignez de l'un ou l'autre de ces maux, évitez la consommation régulière de médicaments anti-acides contenant de l'aluminium toxique. Employez à leur place des anti-acides plus sûrs, contenant du carbonate de calcium, du carbonate de magnésium, du jus d'aloe vera, ainsi que les plantes suivantes : camomille, reine des prés, hydrastis, menthe poivrée et écorce d'orme rouge.

DOUZE

Évitez les excès de graisses saturées nuisibles pour votre foie en cas de consommation régulière. Ces graisses malsaines peuvent y provoquer des dégâts, parmi lesquels le risque de dégénérescence graisseuse du foie, analogue à celle qui survient suite à l'abus de boissons alcoolisées.

La plupart de ceux qui surveillent leur poids s'efforcent de suivre un régime totalement dépourvu de graisses, persuadés que cela en accélérera le résultat. Cependant, au-delà d'un mois de ce régime, les symptômes de carence en acides gras essentiels commencent à se faire sentir. En outre, si vous excluez complètement de votre alimentation les graisses saines, c'est-à-dire les acides gras essentiels, votre fonctionnement hépatique et votre métabolisme s'abaisseront et il en résultera une prise de poids rapide !

Les symptômes de la carence en acides gras essentiels sont : sécheresse de la peau et démangeaisons, eczéma, chute des cheveux, douleurs articulaires, problèmes de fertilité, tendance aux fausses couches, dépression et troubles de la mémoire, ralentissement du métabolisme associé à une prise de poids, affaiblissement du système immunitaire, déséquilibres hormonaux, dégénérescence hépatique, fatigue, troubles circulatoires, maladies dégénératives, vieillissement accéléré et élévation du taux des triglycérides. De toute évidence, ces acides gras essentiels sont indispensables à un bon métabolisme et vous ne souhaitez certainement pas en manquer !

J'ai rencontré des milliers d'obèses et je leur demande toujours de me faire l'historique détaillé de leurs habitudes diététiques et de me dire exactement ce qu'ils mangent en moyenne tous les jours. Je constate régulièrement dans leur régime un déséquilibre des lipides défavorable au bon fonctionnement de leur foie et j'essaie d'éliminer les graisses malsaines de leur régime. La majorité de ces patients souffrant d'un excès pondéral ne sont pas de gros mangeurs, en quantité et en calories; leurs problèmes ne sont dus qu'à leur consommation d'un mauvais type de graisses, lequel surcharge considérablement leur foie.

Le foie est l'organe brûleur de graisse par excellence; si vous le submergez de lipides de mauvaise qualité, il sera incapable d'exécuter ses fonctions métaboliques, et il en résultera leur ralentissement. En conséquence, vous prendrez facilement du poids, surtout au niveau de l'abdomen. Le foie prend en charge le gras apporté en excès par l'alimentation et le transforme en cholestérol, qu'il transforme à son tour en bile, laquelle est ensuite pompée hors du corps par les intestins. Si votre régime est riche en fibres, ce gras en excès ne fera que vous traverser et s'éliminer par la voie intestinale. Ainsi, d'une façon simpliste, nous pourrions dire qu'un foie sain pompe la graisse hors de votre corps, grâce à quoi vous restez mince. Le RDF stimule cette élimination des graisses et facilite grandement la disparition des bourrelets et dépôts graisseux que rien ne parvenait à faire fondre, même chez ceux qui souffrent d'obésité depuis des années.

Un foie sain fabrique aussi une sorte d'enrobage spécifique des lipides qu'on appelle **lipoprotéines**. Ces dernières permettent aux lipides d'être transportés dans la circulation sanguine. Si votre foie n'arrive plus à effectuer efficacement cette fonction, la graisse s'accumule dans le foie, qui devient "gras", et quand on en est là, il devient de plus en plus difficile de maigrir. La consommation d'aliments qui ne conviennent pas à votre foie finit par créer un déséquilibre dans sa production des lipoprotéines. Il en résulte un excès des lipoprotéines de basse densité (LDL) et un manque des lipoprotéines de haute densité (HDL). Cette situation augmentera pour vous le risque d'athérosclérose, de maladie du cœur, d'infarctus du myocarde, d'accident vasculaire et d'hypertension.

Je pense que vous êtes maintenant à même de comprendre à quel point il est important d'avoir un foie en bonne santé si l'on veut réduire le risque d'être un jour atteint d'une maladie cardio-vasculaire, qui est de loin la première cause de mortalité dans les pays riches industrialisés.

Le type de graisse que vous consommez quotidiennement est d'une extrême importance pour votre santé et votre longévité et représente de loin l'élément qui influe le plus sur l'état de votre foie et sur votre poids. Aussi allons-nous étudier de manière plus détaillée ces bonnes et mauvaises graisses.

Les graisses alimentaires

Les bonnes graisses

Elles sont appelées **acides gras essentiels** (AGE) pour deux raisons :

1 • Elles tiennent une place d'autant plus essentielle dans l'alimentation que le corps ne peut pas les fabriquer.

2 • Elles sont essentielles à la santé.

Les acides gras essentiels sont les constituants principaux des membranes à l'extérieur de nos cellules et aussi des organes métaboliques minuscules à l'intérieur de chaque cellule (voir tableau p. 80-81). Quand ces dernières manquent d'acides gras, des trous apparaissent dans nos parois cellulaires et dans les organes internes de la cellule dont la résistance s'affaiblit, avec risque de rupture. En outre, le transfert d'énergie s'y fait alors mal. Il ne faut donc pas s'étonner que notre métabolisme ralentisse et que l'on se mette à grossir. Les AGE permettent aussi à la membrane cellulaire d'éliminer les toxines – de l'intérieur vers l'extérieur de la cellule. Ils sont essentiels au travail des cellules hépatiques (les hépatocytes et les cellules de Kupffer) qui ont pour mission de purifier le sang de tout élément toxique. Les acides gras renforcent les barrières cellulaires, améliorant ainsi d'autant l'efficacité du système immunitaire.

➔ ***Apprenons à appeler ces acides gras essentiels par leur nom et voyons où nous pouvons nous les procurer.***

❍ *Oméga 6 – Acide linoléique (LA) et acide gamma-linolénique (GLA)*

Ces acides gras insaturés sont les meilleurs pour la santé. On les trouve dans les graines de carthame, de tournesol, de chanvre, de lin, de sésame, de courge, dans les fruits secs, le soja en grain, l'huile d'onagre, de bourrache, de pépins de cassis, dans la spiruline et la lécithine.

On trouve un autre acide gras essentiel oméga 6, appelé **acide linolénique dihomogamma,** dans le lait maternel humain. La plupart des gens, et en particulier ceux dont le foie fonctionne mal, ne consomment pas suffisamment de cet acide gras. Son besoin peut grandement varier d'une personne à l'autre en fonction de l'état de santé, en particulier dans le cas de maladie chronique. Les besoins quotidiens en oméga 6 peuvent varier de 3 à 18 grammes.

Le RDF vous fournira assez d'oméga 6. Il vous faudra pour cela un moulin à café bon marché qui fera très bien l'affaire et ces graines constitueront un excellent goûter en cas de petite fringale.

❍ *Oméga 3 – Acide alpha-linolénique (LNA), acide eicosapentaénoïque (EPA) et acide docosahexaénoïque (DHA)*

Ces acides gras insaturés sont aussi nécessaires à la santé que ceux du groupe oméga 6. Il n'empêche que la plupart des gens n'en trouvent pas assez dans leur alimentation pour espérer bénéficier d'une santé optimale.

On trouve le LNA dans les graines de lin, les graines de chanvre, le canola, le soja en grains, les noix, les graines de courge, le chia et le kukui (huiles de bancoulier) et dans les légumes à feuilles vert foncé. On trouve de l'EPA et du DHA dans les poissons des mers froides, comme la sardine, le thon, la truite, le maquereau et le saumon. L'huile de serpent chinoise tire aussi ses vertus curatives de ses acides gras oméga 3.

Certains organes d'animaux terrestres, comme les glandes surrénales et la cervelle, sont aussi une bonne source de DHA et d'EPA, mais nous ne conseillons pas ces mets dans le cadre du régime de drainage du foie.

On trouve d'autres acides gras bénéfiques, mono-insaturés, dans les avocats, les arachides fraîches encore dans leur coque, les amandes, les noix de macadamia, les noix de cajou, les noix de pékan et l'huile d'olive. Afin de bénéficier de leurs acides gras, il faut consommer ces fruits secs en bon état de fraîcheur.

Table des sources et des fonctions des acides gras

Cette table fournit une vue d'ensemble des principaux acides gras (AG). Vous y trouverez aussi les types de prostaglandines (PGE) dans l'élaboration desquels ils se trouvent impliqués, les effets de ces PGE sur le corps, ainsi que les sources alimentaires de ces AG. Le bon équilibre des AG – c'est-à-dire plus d'AG oméga 3 et oméga 6 et moins d'acide arachidonique – est nécessaire à l'équilibre optimal des PGE au sein de l'organisme.

Acides gras essentiels oméga 6
Acide linoléique et acide gamma-linolénique

Famille des PGE produites par les AG	Effet de ces PGE sur l'organisme	Sources alimentaires de ces AG
PGE 1 (bonne)	Réduit la douleur et l'inflammation ; améliore la peau ; accroît l'énergie et la vitalité.	Lait maternel ; graines de sésame, carthame, tournesol, cotonnier ; huile de première pression à froid ; blé et huile de germe de blé ; soja en grains ; légumineuses ; légumes verts à feuilles ; fruits secs ; pépins de cassis et leur huile ; huile d'onagre ; huile de bourrache ; spiruline ; lécithine.

Acides gras essentiels oméga 3 Acides alpha-linolénique et eicosapentaénoïque (EPA)		
Famille des PGE produites par les AG	**Effet de ces PGE sur l'organisme**	**Sources alimentaires de ces AG**
PGE 3 (bonne)	Réduit la douleur et l'inflammation ; favorise la circulation.	Poisson frais des mers froides et profondes (sardine, maquereaux, harengs, thon, flétan, saumon, etc.) ; truite arc-en-ciel ; perche (ne pas faire griller le poisson) ; huile de lin ; pépins de cassis et graines de courge, ainsi que leur huile ; huile de foie de morue ; crevettes ; huîtres ; légumes verts à feuilles ; huile de canola ; soja en grains ; noix ; germes de blé ; céréales germées ; fruits de mer frais ; gélules d'huile de poisson.

Acides gras oméga 6 non essentiels Acide arachidonique		
Famille des PGE produites par les AG	**Effet de ces PGE sur l'organisme**	**Sources alimentaires de ces AG**
PGE 2 (indésirable)	En excès, risque d'aggravation de la la douleur et de l'inflammation ; risque d'hyper-adhésivité des plaquettes sanguines.	Viandes ; lait entier et ses dérivés ; conserves de viandes ; charcuterie ; fritures ; plats cuisinés et industrialisés ; huile de palme et huile de noix de coco.

Toutes les huiles ne se valent pas

Vous savez à présent quels aliments et quelles huiles sont en mesure de procurer à votre organisme les acides gras indispensables à un bon métabolisme et à la prévention des maladies dégénératives.

Cependant, il est extrêmement important de bien comprendre que ces huiles ne vous apportent leurs bienfaits que lorsqu'elles sont consommées dans leur état naturel, c'est-à-dire sans avoir été cuisinées ou traitées de quelque manière que ce soit. Ceci parce que ***les acides gras sont particulièrement sensibles à l'exposition à la lumière, à l'air ou à la chaleur.***

La lumière du soleil, aussi bien que la lumière artificielle, induit la production de radicaux libres dans l'huile, tandis que l'oxygène de l'air provoque l'oxydation et la destruction des acides gras, à l'origine de son rancissement. Quand ces huiles deviennent rances, leurs acides gras s'oxydent sous forme de dangereux polymères – les hydroperoxyaldéhydes – et sous forme de peroxydes, qui font peser sur le foie et le système immunitaire des fardeaux supplémentaires et risquent d'endommager les membranes cellulaires.

La chaleur détruit les acides gras en déformant leurs molécules sous une nouvelle forme anormale, plus droite, appelée “trans”. Cela survient au cours du processus d'hydrogénation, mais aussi plus simplement quand nous portons l'huile à des températures élevées pour faire frire les aliments. C'est encore pire lorsqu'on emploie des huiles ayant déjà servi, comme c'est fréquemment le cas dans la restauration rapide. Les fritures, ainsi que les huiles réchauffées à plusieurs reprises, contiennent beaucoup de graisses toxiques, comme les monomères cycliques, qui peuvent mener à la dégénérescence graisseuse du foie chez les animaux de laboratoire et chez les humains, à des maladies comme l'athérosclérose, à une baisse des défenses immunitaires, à une mauvaise oxygénation cellulaire et à un risque accru de cancer. Évitez de consommer régulièrement des aliments frits et, si le fonctionnement de votre foie est plutôt laborieux ou si vous souffrez de la vésicule biliaire, ne mangez **jamais** de fritures.

L'hydrogénation est un procédé qui transforme les huiles naturelles en acides gras malsains dits "trans". On l'emploie dans le raffinage des huiles, la fabrication des margarines et autres matières grasses entrant dans la composition des plats cuisinés et des pâtisseries industrielles, comme les biscuits et les gâteaux secs. Les acides gras "trans" des margarines et autres huiles végétales hydrogénées ont une forme droite, ce qui leur permet de conserver leur consistance à température ambiante. On peut les étaler plus facilement et ils sont d'une utilisation plus aisée que les huiles liquides. En ce qui concerne notre organisme par contre, ils ne sont pas faciles du tout à gérer car ils ne sont pas aisément biodégradables. Je les appelle "des graisses en plastique" parce qu'ils ne sont pas vraiment naturels ni biologiques, du moins au niveau de notre métabolisme.

Dans des huiles naturelles, les acides gras sont appelés "cis" et leur forme présente des boucles et des courbures qui les maintiennent sous leur forme liquide. Au cours du processus de chauffage ou d'hydrogénation, ces acides gras "cis" voient leur forme se modifier en "trans", avec leur extrémité penchée vers l'arrière. Lorsque ces substances ainsi déformées pénètrent dans notre organisme, elles provoquent une certaine confusion dans nos cellules parce que leur forme étrange ne s'accorde pas vraiment avec leurs systèmes biologiques – au sein de la société cellulaire, on pourrait les appeler des inadaptés sociaux.

Les acides gras "trans" sont à l'origine de graves problèmes pour nos membranes cellulaires, car ils ne s'y adaptent pas correctement en raison de leur déformation ; il en résulte des sortes de trous et des courts-circuits électriques au sein de la membrane. Sa qualité protectrice s'en trouve diminuée d'autant, de même que le transfert de l'énergie en son sein et ses fonctions d'élimination. Ces acides gras "trans" sont non seulement à l'origine de problèmes pour les membranes qui enveloppent nos cellules, mais aussi pour les membranes situées à l'intérieur de la cellule, comme les mitochondries et autres organelles minuscules (voir tableau p. 80-81). Cela détériore les divers systèmes enzymatiques et la production d'énergie à l'intérieur de la cellule.

Les acides gras "trans" sont mauvais pour notre foie parce qu'ils détériorent son principal système enzymatique de désintoxication, appelé **enzymes cytochromes P-450.** Les transaminases cytochromes P-450 détruisent les toxines et les éléments cancérigènes.

Les acides gras "trans" sont plus "collants" que les acides gras "cis" naturels, ce qui rend nos plaquettes sanguines plus adhésives et risque d'aggraver la formation de caillots sanguins et de détériorer la circulation du sang dans les capillaires et veinules.

Les cellules doivent fournir un gros effort pour faire en sorte que ces molécules déformées d'acides gras "trans" parviennent quand même à assurer leurs fonctions et le maintien de leurs structures vitales. Aussi comprendrez-vous aisément qu'il puisse en résulter un métabolisme ralenti et une piètre santé. Si nous consommons de grandes quantités de ces graisses endommagées pendant une longue période, les conséquences peuvent en être désastreuses. Il peut en résulter des dommages du foie et du cœur (comme la dégénérescence graisseuse de ces organes) et des dysfonctionnements du système immunitaire.

Bien des gens pensent que les margarines et autres huiles végétales traitées sont saines et qu'elles sont supérieures aux graisses animales. Je considère cela comme une erreur car il n'en est rien. En effet, l'organisme transforme les excès d'acides gras "trans" en cholestérol et en triglycérides, facteurs de risque des maladies cardio-vasculaires.

En 1990, le *New England Journal of Medecine* a publié les résultats d'une vaste étude qui a montré que la consommation d'acides gras "trans" augmentait le cholestérol total et les lipoprotéines à basse densité nocives dont on connaît l'implication en tant que facteurs de risque des maladies cardio-vasculaires.

Je suppose que maintenant, vous en êtes arrivé à contempler les margarines, frites, chips et gâteaux secs avec une véritable terreur! Si tel est le cas, je considérerai que j'ai accompli ma mission, car je voudrais vraiment que vous cessiez de manger régulièrement ce genre de choses. Les acides gras "trans" ont des effets nocifs sur le système immunitaire, le système cardio-vasculaire, le métabolisme des lipides, le fonctionnement hépatique, les membranes cellulaires et la production d'énergie de l'organisme.

➔ ***Considérez les margarines, les huiles végétales hydrogénées ou partiellement hydrogénées, les matières grasses et leurs dérivés... comme de véritables ennemis du foie. Tant que vous pratiquerez le RDF, il est évident que ces produits devront être totalement exclus de votre alimentation !***

Pendant le RDF, je vous conseille vivement de ne laisser qu'un strict minimum de place à ces matières grasses nocives. Ceci dit, je suis quand même humaine et je me rends bien compte qu'il vous est impossible d'être tout le temps parfait !

L'une de mes collaboratrices au Women's Health Advisory Service[4] a un penchant marqué pour les frites ; tous les mercredis, elle disparaît à l'heure du déjeuner en affichant un petit sourire sournois. 10 minutes plus tard, la voilà qui revient avec un cornet de frites plein de taches de graisses et tout le monde (sauf moi, bien entendu!) lui en chipe quelques-unes. C'est une femme pas très grande, de type androïde, avec un petit ventre bien rebondi, et il est évident qu'elle aime vraiment ce qu'elle mange, comme j'avais pu m'en rendre compte quand je l'avais rencontrée il y a plus de 10 ans. En ce temps-là, elle était franchement obèse et souffrait d'hypertension et d'arthrite. Aujourd'hui, elle est en bien meilleure forme parce qu'elle consomme beaucoup plus de crudités, de poisson, de céréales et de graines, et les graisses de haute qualité fournies par ces aliments lui permettent de s'offrir de petits plaisirs occasionnels sans risque d'hypertension ni d'obésité.

Prenez soin de vos huiles

Les lipides de vos aliments ne vous seront favorables qu'à condition que vous les protégiez en limitant leur exposition à l'air, à la chaleur et à la lumière. Les huiles alimentaires

[4] Ce qui signifie “service conseil pour la santé des femmes” (NdT).

naturelles, comme celles contenues dans le poisson, les graines, les fruits secs, les avocats, les olives et les légumineuses, sont protégées de la lumière, de l'air et de la chaleur par leur peau, le son qui les enveloppe et leurs coquilles ou coques. Présentés ainsi, ils sont plus frais et meilleurs pour votre santé que leurs huiles que vous achetez en bouteilles.

Cependant, pour vos sauces salades, les gâteaux faits maison et pour faire légèrement revenir des aliments, vous aurez besoin d'une huile de bonne qualité et au goût agréable. Dans l'idéal, mieux vaut acheter des huiles non raffinées pressées mécaniquement (authentiquement pressées à froid) et conservées en bouteilles de verre de couleur sombre pour les protéger de la lumière. Conservez votre bouteille d'huile au réfrigérateur.

De nos jours, on trouve ces huiles à peu près partout, y compris dans les rayons diététiques des grandes surfaces. Veillez à ce qu'il y ait bien porté sur l'étiquette la mention "huile végétale de première pression à froid – produit issu de l'agriculture biologique". Vous trouverez certaines huiles moins courantes dans votre magasin de diététique. L'**huile d'olive vierge** est facile à trouver ; elle représente un bon choix, car elle est issue de simple pression mécanique et n'a pas été chauffée ni raffinée ni blanchie. Aussi, je vous supplie d'accepter de payer un peu plus cher, mais de vous procurer **cette huile d'olive vierge de première pression à froid.**

Le poisson gras doit être consommé sitôt cuisiné ou en conserve, jamais en friture ni fumé. La friture prolongée et le fumage endommagent et oxydent ses précieux acides gras. Le poisson en conserve – comme le saumon, le thon, la sardine et le maquereau – est une excellente source d'acides gras, à condition qu'il n'ait pas été fumé lui non plus.

Les fritures

Dans l'idéal, il ne faut jamais faire frire d'aliment dans de l'huile, particulièrement à haute température. Il est quand même possible de les faire sauter, ce qui est acceptable, mais demande un peu plus de temps et d'attention. On peut prendre pour exemple une page d'un livre de recettes de cuisine traditionnelle chinoise : il y est conseillé de commencer par mettre de l'eau dans le wok, et non de l'huile, puis d'ajouter les légumes, et après avoir laissé mijoter le tout, d'y ajouter un peu d'huile. Cette méthode fait que les aliments ne dépassent jamais les cent degrés, température acceptable qui évite toute surchauffe et oxydation.

Ne commencez donc pas par verser de l'huile dans le wok : elle va trop chauffer et risque de brûler, ce qui causerait la destruction des acides gras. Cuisinez à petit feu et restez à côté du wok pour être en mesure de contrôler continuellement sa température. Il est excellent d'y ajouter de l'ail et des oignons, car ils sont riches en soufre qui atténue les dégâts causés par les radicaux libres. Certaines huiles sont moins fragiles à la chaleur que d'autres, et les meilleures huiles pour faire revenir des aliments sont l'huile de canola, de sésame, d'arachide, les excellentes huiles de tournesol et de carthame, ainsi que l'huile d'olive.

Quand on fait revenir les aliments à petit feu, il n'est pas nécessaire de faire cuire trop longtemps vos préparations : une dizaine de minutes suffisent généralement, et vous aurez le plaisir de constater que vos légumes sont ainsi plus croquants et savoureux.

Le cholestérol

Le cholestérol est une substance grasse cireuse et dure, présente seulement dans des aliments d'origine animale, comme les œufs, la viande, les produits laitiers, le poisson et les coquillages. Les aliments d'origine végétale ne contiennent pas de cholestérol.

Dans l'esprit de la plupart des gens, le cholestérol est une mauvaise chose, synonyme d'artères bouchées et de crises cardiaques. Cependant, seul son excès dans l'organisme cause des problèmes. En outre, un taux raisonnable de cholestérol est indispensable au métabolisme humain et il est nécessaire pour conférer aux membranes cellulaires une certaine rigidité. Les glandes du système endocrinien l'utilisent comme matière première pour la fabrication d'hormones, comme les hormones sexuelles (œstrogènes, progestérone, androgènes) et la cortisone. La vitamine D est composée de cholestérol et le foie fabrique la bile à partir du cholestérol.

L'organisme peut fabriquer tout le cholestérol dont il a besoin à partir des protéines, lipides et glucides fournis par l'alimentation. Pour cela, il ne dépend nullement des aliments qui en sont riches. Autrement dit, vous pouvez être en parfaite santé même en ne consommant pas d'aliments riches en cholestérol, puisque votre corps en fabriquera la quantité dont il a besoin dans le cas où le taux s'abaisserait.

Plus vous consommez de calories issues des protéines, des sucres, des graisses saturées et autres acides gras non essentiels, plus votre organisme fabriquera de cholestérol ; ce qui fait que vous risquez de vous retrouver avec un taux de cholestérol élevé simplement parce que vous mangez trop, même si vous vous abstenez de tout aliment qui en soit riche.

Bien que votre corps puisse fabriquer lui-même du cholestérol, une fois qu'il est là, il ne peut plus s'en défaire. Vous comprenez donc qu'il est facile d'en arriver à un excès. ***Le corps ne peut se débarrasser de son cholestérol que par le foie, sous forme de bile.*** Un foie en bonne santé pompe cette substance hors du corps grâce à la bile et l'élimine par les intestins. Cependant, si l'on manque de fibres alimentaires, plus de 90 % du cholestérol et des acides biliaires seront alors réabsorbés à partir de l'intestin et ramenés vers le foie pour y être recyclés. Cette forme de recyclage n'est pas bonne pour notre environnement interne et peut être à l'origine de taux élevés de cholestérol chez les personnes qui ne consomment pas suffisamment de fibres.

Les médecins conseillent à leurs patients de faire en sorte que leur taux de cholestérol ne dépasse pas 2 g/l. Pour que cela soit possible, il vous faut suivre un régime équilibré, comme le RDF, et disposer d'un foie en bonne santé. Une fois encore, nous avons tendance à oublier ce régulateur et maître brûleur de graisse qu'est notre foie ! Comme vous le savez à présent, un foie sain éliminera tout excès de cholestérol par la bile qu'il pompe dans les intestins, d'où il est évacué avec les aliments riches en fibres grâce au péristaltisme intestinal. ***C'est là le rêve de tous les obèses : un organe capable de pomper la graisse hors de leur corps aussi vite que possible. Vous détenez à présent la clé : il vous suffit de garder votre foie propre et en bonne santé!***

Vous avez aussi besoin d'un foie sain pour empêcher tout excès de cholestérol flottant dans le flux sanguin de se déposer sous forme de plaques sur le revêtement intérieur de vos vaisseaux. Pour vous assurer que votre cholestérol sanguin est présent sous une forme non dangereuse, il vous faut des lipoprotéines de haute densité (HDL) en abondance, puisque ces dernières jouent le rôle d'éboueurs : elles s'emparent du cholestérol libre dans le sang et le ramènent au foie pour qu'il y soit réutilisé ou transformé en bile. Les lipoprotéines ne sont pas apportées par les aliments ; aussi doivent-elles être fabriquées par le foie. Or, les personnes dont le foie est paresseux ne produisent pas assez de ces HDL.

Demandez à votre médecin de vérifier votre taux de HDL et espérons qu'il se situera vers le maximum du taux normal, qui varie de 0,35 à 0,70 g/l. Le pourcentage cholestérol total/HDL (cholestérol total divisé par HDL) peut être un bon indicateur de maladie cardio-vasculaire et il est souhaitable de ne pas dépasser un pourcentage de 3,5 maximum (s'il est plus bas, c'est encore mieux). Si votre HDL est trop bas (inférieur à 0,3) ou si votre pourcentage cholestérol/HDL est trop élevé (supérieur à 5,5), c'est une excellente raison supplémentaire de vous mettre au RDF. Au bout des deux mois de ce régime, demandez une nouvelle analyse à votre médecin et vous aurez une très bonne surprise.

Je vais vous raconter une histoire instructive. Tony, 55 ans, était venu me consulter, accompagné de sa femme, Marie, car tous deux se faisaient pas mal de souci en raison des résultats du dernier bilan sanguin de Tony. Son taux de cholestérol était très élevé, son taux d'HDL fort bas et ses transaminases, supérieures à la normale, étaient un indicateur de problèmes hépatiques.
Tony avait consulté un gastro-entérologue spécialisé qui l'a informé, à la suite d'examens divers, qu'il n'y avait

aucune cause évidente au mauvais fonctionnement de son foie. Tony, dont la mère était décédée suite à une mystérieuse inflammation du foie dans les années soixante, n'en était cependant pas rassuré.
Ce fut Marie qui parla au cours de la majeure partie de l'entretien, en reprochant à son mari de ne pas se nourrir aussi sainement qu'elle le lui conseillait. Elle ajouta que Tony mangeait trop de fromage, buvait trop de vin rouge et jamais d'eau. Il n'était en aucun cas alcoolique et sa consommation de boissons alcoolisées était celle de beaucoup d'hommes "en bonne santé" : en moyenne 2 verres de vin et 2 ou 3 cannettes de bière par jour. Élément très important, il ne consommait que peu de fruits frais et de crudités, mais préférait des fromages bien faits et des saucisses italiennes, comme les cabanossi, le salami et les pepperoni. Le foie de ce pauvre homme faisait des heures supplémentaires 7 jours sur 7 et n'arrivait plus au bout de sa tâche.
Marie et moi décidâmes d'un programme d'attaque : Tony aurait droit à un verre de vin rouge par jour, à condition de suivre le RDF pendant 8 semaines. Grâce à Marie et à la crainte que suscitait l'idée de suivre les traces de sa mère, Tony suivit scrupuleusement le régime. Son spécialiste fut stupéfait de constater que ses transaminases étaient redevenues normales et que son taux de cholestérol avait baissé de plusieurs points en seulement 8 semaines.

De nos jours, beaucoup de gens ressemblent à Tony : ils boivent un peu trop d'alcool, consomment trop de graisses saturées sous forme de fromage et de viande, ne boivent pas assez d'eau et ne mangent pas assez de fruits frais et de légumes crus. Quand ils arrivent à la cinquantaine, leur foie montre des signes de fatigue et de surcharge, et leur cholestérol grimpe en flèche. Le programme de 8 semaines du RDF est celui qui convient le mieux aux personnes se trouvant dans cette situation, qui réalisent soudain que leur foie a besoin d'un bon nettoyage de printemps.

Conseils pour les personnes présentant un excès de cholestérol total

- **Une alimentation riche en fibres** (c'est le cas dans le RDF) qui permettent l'évacuation du cholestérol par les selles. Les fibres des cosses de psyllium et du son d'avoine suffisent souvent à abaisser le taux de cholestérol.

- **La lécithine :** prendre tous les jours 3-4 cuillerées à soupe de granulés de lécithine fraîche ou 4000 mg de lécithine en gélules. La lécithine maintient les graisses sous forme de solution en les brisant en petites gouttelettes. Elle agit à la manière d'un liquide pour la vaisselle quand vous lavez vos poêles et casseroles bien grasses. La lécithine est indispensable au maintien du cholestérol sous une forme soluble, ce qui l'empêche de se déposer en plaques sur les parois internes de vos vaisseaux sanguins.

- **Prenez des antioxydants, en particulier de la vitamine C :** ils préviennent l'oxydation des lipides dans votre flux sanguin et sur vos parois artérielles. Prenez 1000 à 4000 mg de vitamine C quotidiennement et buvez au moins dix verres d'eau par jour. Cela permet de faire baisser efficacement le taux de cholestérol tout en améliorant le fonctionnement hépatique.

- **Prenez des capsules d'ail** à la dose quotidienne de 2000 à 4000 mg et/ou mangez régulièrement de l'ail frais et des oignons. Les capsules d'ail désodorisées ne sont pas aussi efficaces que l'ail frais, mais apportent quand même une amélioration significative de votre taux de cholestérol. Ajoutez de l'ail à vos aliments et à vos plats cuisinés.

- **Prenez de la vitamine B3** sous forme de niacine ou d'acide nicotinique en cas de taux élevé de cholestérol. La vitamine B3 peut réduire la mortalité chez les personnes ayant déjà été victimes de crise cardiaque. Elle ne se contente pas d'abaisser le taux de cholestérol : elle désintoxique aussi l'organisme des polluants divers, de l'alcool, ainsi que de certains médicaments antalgiques.
Dans les années 1950, des chercheurs avaient déjà mis en évidence les propriétés anticholestérolémiantes de la vitamine B3, et bien qu'on l'ait utilisé à cette époque à des doses élevées, on obtient de nos jours de très bons résultats avec des doses quotidiennes plus faibles, allant de 500 mg à 2000 mg.
Prenez toujours la vitamine B3 au début des repas, jamais à jeun. À dose élevée, cette vitamine ne devrait être administrée que sous contrôle médical, car elle risque d'être à l'origine de diarrhées et de troubles gastro-intestinaux.

La nutrithérapie est une médecine à la fois très puissante et sans risque. Pour ma part, j'ai pu constater que 99 % des gens parvenaient à réguler leur taux de cholestérol par leur seule alimentation.

5 Remèdes naturels pour le foie

Psyllium

Les graines de psyllium sont issues d'une plante indienne, *Plantago ovata.* Ce sont de petites graines noires, riches en mucilage à fonction laxative mécanique. Le psyllium extrait des cosses contient en abondance des fibres mucilagineuses solubles. La prise d'une cuillerée à café rase de cet extrait 3 fois par jour suffit généralement à abaisser de 14 à 20 % le taux de cholestérol en 8 semaines.

Le psyllium est un coupe-faim naturel ; si vous avez tendance à trop manger, il vous suffit de mélanger une cuillère à café rase de poudre de psyllium à un verre de jus et de le boire avant les repas. Ainsi, vous vous sentirez déjà en partie rassasié avant même d'avoir commencé à manger.

Les personnes dont le foie est paresseux ont souvent du mal à métaboliser les graisses et ont tendance à présenter des taux élevés de cholestérol et de triglycérides. En pareil cas, le psyllium peut être d'un grand secours.

Un vaste essai clinique sur les effets des fibres de psyllium fut mené en Australie, par les Universités de Newcastle et de Sydney. Les résultats en furent indéniables : le psyllium est probablement la meilleure fibre hypocholestérolémiante que l'on connaisse. Il s'est en cela montré supérieur à la fibre d'avoine, avec des résultats plus réguliers. C'est une excellente source de fibres solubles et il est à présent reconnu que ces dernières jouent un rôle significatif dans la prévention et le traitement de l'élévation du taux de cholestérol et de triglycérides.

Il est plus efficace de prendre le psyllium au début des repas.

Taurine

La taurine est l'un des acides aminés les moins connus. Il joue pourtant plusieurs rôles importants au sein de l'organisme. C'est un composant essentiel des membranes cellulaires ; il participe à la stabilisation du transport au travers de ces membranes et leur fournit une protection antioxydante.

La taurine est d'un intérêt majeur pour un fonctionnement hépatique optimal en favorisant la formation d'acides biliaires et par son action désintoxiquante. On constate souvent un taux anormalement bas de taurine chez les patients présentant des allergies ou une sensibilité particulière aux produits chimiques et aux médicaments. ***La taurine est l'acide aminé majeur dont le foie a besoin pour débarrasser l'organisme des substances***

chimiques toxiques et des métabolites[5]. La taurine est importante à la conjugaison des produits chimiques et des métabolites dans le foie par l'acylation[6]. Une fois conjuguées, les toxines chimiques sont évacuées de l'organisme par la bile, dont elles deviennent l'un des composants, mais aussi par l'urine, sous forme d'acétates hydrosolubles. ***La taurine est un composant majeur des acides biliaires produits dans le foie.*** Comme la synthèse de la bile s'effectue à partir du cholestérol, si cette fonction se désorganise, cela peut aboutir à l'élévation du taux de cholestérol sanguin.

La taurine est la principale ligne de défense anti-oxydante de l'organisme contre la production en excès de l'ion hypochlorite. En cas d'insuffisance de cette protection, on risque de se retrouver confronté à une aggravation sévère de l'hypersensibilité aux produits chimiques. Une mauvaise synthèse de la taurine amoindrit la capacité du foie à désintoxiquer l'organisme des produits chimiques environnementaux, comme le chlore, l'eau de javel, les aldéhydes (générés par l'excès d'alcool), les alcools divers, les solvants et l'ammoniaque.

Une carence en taurine prédispose au mauvais transfert minéral au travers des membranes cellulaires, ce qui génère un déséquilibre des électrolytes et la diminution de la capacité du foie à évacuer les polluants par les voies d'élimination que représentent les reins et les intestins.

Des découvertes récentes ont démontré que la taurine est l'un des nutriments de base impliqués dans le drainage hors du corps des substances nuisibles et des médicaments, et qu'il faut penser à y recourir dans le traitement

---

[5] Substance formée au cours du métabolisme d'une autre substance.

[6] Acylation (terme chimique): substitution d'un groupement R- CO- à un atome d'hydrogène (NdT).

de tout patient présentant une sensibilité particulière aux produits chimiques. Tout bon tonique hépatique se doit de contenir de la taurine.

On trouve de la taurine dans les protéines animales, les viscères et dans les fruits de mer invertébrés ; les végétariens en sont souvent carencés.

Les facteurs qui augmentent les besoins de l'organisme en taurine sont : le végétarisme, l'épilepsie, les régimes visant à une perte de poids rapide, l'alcool, les contraceptifs oraux, les traitements à la cortisone, un niveau de stress élevé et une forte consommation de glutamate de sodium.

Dose de taurine recommandée : 200 à 500 mg par jour.[7]

Pissenlit

Les phytothérapeutes et les homéopathes connaissent surtout le pissenlit sous son nom latin, *Taraxacum officinale,* et voici des siècles que l'on emploie sa racine dans le traitement des troubles hépato-biliaires. Son usage médicinal est décrit dans des textes datant des Xe et XIe siècles, quand de célèbres médecins arabes en louaient les vertus. Au XVIe siècle, en Grande-Bretagne, le pissenlit était considéré comme un remède à part entière que les apothicaires de l'époque vendaient sous le nom de *Herba Taraxacon* ; c'était une plante médicinale des plus renommées pour le foie et le système digestif. Depuis cette

[7] Référence scientifique : Orthoplex Research Bulletin, *“La taurine, l'acide aminé qui désintoxique”,* Profil des nutriments, par Henry Osiecki (Bioconcepts Publishing, Brisbane, Australie).

époque, les Allemands n'ont cessé de faire un large usage du pissenlit pour *"purifier le sang"* et traiter la congestion hépatique. C'est une plante vraiment universelle qui a depuis toujours sa place dans les pharmacopées officielles française, suisse, polonaise, hongroise et russe.

Les propriétés médicinales et nutritionnelles du pissenlit ont donné lieu à d'innombrables travaux un peu partout en Europe. En Chine, en Inde et au Népal, voici des siècles qu'on l'emploie dans le traitement du foie. De nos jours, le pissenlit est utilisé un peu partout dans le monde comme tonique hépatique, que ce soit en Amérique du Nord, en Australie, en Orient ou en Europe.

Les propriétés thérapeutiques du pissenlit sont dues en partie à ses substances amères, la taraxacine et l'inuline (glycoside amer). On y trouve aussi d'autres substances, comme la taraxanthine, des sesquiterpènes, des flavonoïdes, de la lévuline, de la pectine, des acides gras, des minéraux et des vitamines.

Les substances amères, comme celles présentes dans le pissenlit, stimulent les organes digestifs et le foie et activent le flux de bile.

Bien que ***l'action spécifique du pissenlit porte sur le foie,*** il agit aussi comme tonique général de l'organisme. Il est en outre laxatif, diurétique, anti-inflammatoire, tonique amer et cholagogue (stimulant de la vésicule biliaire). Ses propriétés cholagogues en font un bon remède des états inflammatoires et congestifs du foie et de la vésicule biliaire, aussi bien que des jaunisses et hépatites. Il se montre utile dans les premiers stades de cirrhose hépatique, comme la cirrhose alcoolique.

Le professeur John King, médecin américain célèbre pour ses travaux sur les plantes médicinales, recommande le pissenlit dans les cas de *"troubles digestifs, manque d'appétit, constipation et somnolence postprandiale"*.

Comme il agit aussi bien sur le foie que sur les reins, le pissenlit est un excellent remède de drainage dans les cas de goutte, rhumatisme et problèmes de peau.

Dans le *Australian Journal of Medical Herbalism* (vol. 3 (IV), 1991), il est fait référence à deux études qui démontrent ***les vertus curatives du pissenlit pour le foie.*** Il a été démontré que cette plante traitait avec succès l'hépatite, la congestion hépatique, la jaunisse et les troubles digestifs chez les personnes présentant une insuffisance biliaire.

Les feuilles de pissenlit peuvent être consommées fraîches en salade, et la poudre de racine de pissenlit entre dans la composition de la plupart des toniques hépatiques, où elle est dissoute dans divers jus. On trouve aussi la plante séchée sous forme de gélules.

Les doses conseillées vont de 500 à 2000 mg par jour.

Vous pouvez aussi utiliser la plante séchée en tisane et, dans certains pays, il existe même du café de pissenlit. Vous pouvez préparer vous-même votre décoction : comptez une cuillerée à soupe de racine de pissenlit séchée, débitée en petits morceaux, pour un demi-litre d'eau : portez le tout à ébullition dans une casserole et laissez ensuite frémir pendant 30 minutes ; passez et sucrez au miel. Vous pouvez conserver cette préparation au réfrigérateur et la boire au cours de la journée.

Chardon-Marie

Cette plante médicinale est connue depuis des siècles comme **tonique hépatique**. Plus de cent rapports de recherches scientifiques et même un symposium ont été consacrés à ses vertus curatives pour le foie.

Autre nom du Chardon-Marie : *Silybum marianum.* Le Chardon-Marie présente de multiples vertus : c'est un **protecteur et régénérateur hépatique** ; il est anti-hypoglycémiant, anti-inflammatoire et antioxydant.

Le Chardon-Marie est conseillé dans les cas suivants :

- hépatite chronique,
- cirrhose,
- lésions hépatiques,
- stagnation de la bile (cholestase),
- dégénérescence graisseuse du foie due à l'alcoolisme et aux produits chimiques.

Lors d'études cliniques et d'examens de laboratoire[8] pratiqués sur des tissus humains et animaux, on a pu constater que le Chardon-Marie avait des effets curatifs dans tous les cas énumérés précédemment.

Il est prouvé que le Chardon-Marie réduit la dégénérescence graisseuse toxique du foie !

En 1969, une expérience célèbre fut menée avec de la phalloïdine par deux chercheurs, Vogel et Temme[9]. Au cours de cet essai, il fut démontré que le Chardon-Marie était bien l'excellent protecteur hépatique que l'on croyait. La phalloïdine est extrêmement toxique pour le foie. Or, le Chardon-Marie parvient à en bloquer les effets toxiques, ce qui démontre bien ses étonnantes propriétés hépato-protectrices.

---

[8] Références : Australian Journal of Medical Herbalism, Vol. 4 (I). 1992. ; Lang : "Effect of natural bioflavonoid anti-oxident silymarin on superoxyde dismutase activity" (Biotechnol Ther. : 263-70, 1993) ; Muzes G. : "Effect of the bioflavonoid silymarin" (Acta Physiol Hung 78 : 3-9, 1991) ; Valenzuela A. : "Selectivity of Silymarin" (Planta Med 55 : 420-22, 1989) ; Carini R. : "Lipid peroxidation, protection by silybin" (Biochem Pharmacol 43 :2111-5, 1992).

[9] Référence : Arznei Forsch. 1969, 19 :613-615.

Non seulement cette plante remarquable protège le foie, mais il a aussi été prouvé qu'elle favorise la réparation et la régénération cellulaire des hépatocytes (cellules hépatiques), même en cas de lésions. Le Chardon-Marie contient un flavone qui protège certains des composants intracellulaires des cellules hépatiques (mitochondries et microsomes) de la peroxydation des lipides. Cet effet protecteur sur le foie est beaucoup plus puissant que celui de la vitamine E.

Les puissantes enzymes chargées de la désintoxication dans le foie, celles qui détruisent les médicaments et autres produits chimiques toxiques, sont appelées **enzymes cytochrome P-450**. Ces enzymes voient leurs propriétés améliorées par l'un des composants du Chardon-Marie, appelé *silybinine*.

Un suivi de 3 mois, pratiqué sur 67 patients atteints d'hépatite chronique présentant des lésions hépatiques d'origine toxique ou une inflammation des voies biliaires, a permis de constater que le Chardon-Marie avait généré une spectaculaire amélioration de leur maladie du foie[10].

La même étude avait permis de constater que les patients atteints de cirrhose alcoolique présentaient un taux de survie significativement plus élevé s'ils prenaient du Chardon-Marie.

On peut le prendre sous diverses formes : gélules contenant la plante séchée, comprimés[11] ou en tant que composant d'une poudre tonique hépatique, à prendre dans un jus de fruits ou de légumes.

Les doses quotidiennes vont de 500 à 2000 mg.

---

[10] Référence : Rapport de recherche de S. Talalaj, "Silybum marianum", Sydney. NHAA, 1985.

[11] Il existe même une spécialité pharmaceutique à base de silymarine (NdT).

Artichaut

L'artichaut, dont le nom latin est *Cynara scolymus,* est un tonique amer présentant des **propriétés hépato-protectrices et réparatrices du foie.** C'est aussi "un purifiant du sang".

Des études cliniques[12] ont établi sa capacité à abaisser le taux de cholestérol sanguin, d'urée et les déchets métaboliques azotés.

C'est un bon régénérateur hépatique auquel on peut avoir recours dans les cas d'insuffisance et de lésions hépatiques, de maladie du foie, de troubles digestifs, de calculs biliaires et de constipation chronique. Chez les patients obèses, il peut être utilisé pour faire baisser le taux de cholestérol et de triglycérides.

On peut l'employer en tant que draineur en cas de maladie de peau, si l'on souffre d'une mauvaise haleine et d'odeurs corporelles déplaisantes. L'artichaut peut être pris sous forme de gélules ou entrer dans la composition d'un tonique hépatique complexe, à diluer dans un verre de jus.

La dose conseillée oscille entre 300 à 500 mg par jour.

Écorce d'orme rouge

La fine poudre préparée à partir de l'écorce de l'orme rouge apaise les muqueuses du tractus gastro-intestinal. Elle soulage temporairement l'excès d'acidité et le reflux

[12] Référence : S. Rocchietta, Minerva Med 50,612. 1959.

provoqué par des troubles digestifs. La poudre d'écorce d'orme rouge constitue un excellent pansement gastrique protecteur des muqueuses enflammées ou ulcérées ; aussi est-elle indiquée dans les cas de gastrite et d'ulcération de l'estomac et du duodénum.

Les problèmes gastro-intestinaux de ce type sont courants chez les personnes dont le foie est intoxiqué, avec des troubles biliaires associés, et la poudre d'écorce d'orme rouge est des plus utiles en pareil cas. On peut la prendre mélangée à un jus de fruits ou de légumes ; elle peut aussi entrer dans la composition d'un tonique hépatique.

La dose conseillée varie de 150 à 1000 mg par jour, mais vous pouvez l'augmenter sans risque en cas de besoin.

Aliments bénéfiques pour votre foie

Les meilleurs légumes pour le foie sont les **carottes** et les **betteraves**, car elles contiennent des antioxydants, comme le bêta carotène, d'autres caroténoïdes et des flavonoïdes qui donnent leur couleur à ces légumes. Ces antioxydants végétaux drainent le foie et ont sur lui un effet curatif.

La **lécithine** aide le foie à métaboliser les lipides et régularise l'excès de cholestérol. Elle contient aussi des acides gras essentiels et de la phosphatidylcholine, laquelle assure la protection des membranes qui enveloppent les cellules hépatiques (hépatocytes).

L'**alfalfa** et la **feuille d'orge** (de même que toute herbe de céréales, comme l'herbe de blé[13]) sont bons pour votre foie auquel ils apportent de la chlorophylle, ce pigment

---

[13] Cf. Ann Wigmore, *L'herbe de blé* (éd. Jouvence, 2001).

vert qui donne aux plantes leur couleur et leur permet de convertir l'énergie solaire en énergie alimentaire. La chlorophylle est à la fois un tonique et un draineur hépatique.

Critères de choix d'un bon tonique hépatique

On dispose à l'heure actuelle de divers toniques hépatiques, suivant en cela plus la demande des patients que les désirs réels des médecins, même si un certain nombre d'entre eux commence à se rendre compte que des maladies courantes – comme l'obésité, la fatigue chronique, les troubles digestifs et les allergies – viennent généralement d'un dysfonctionnement hépatique.

Je ne pense pas personnellement qu'il soit bon de prendre des hépatotoniques sous forme de teintures de plantes alcoolisées, surtout si on en prend quotidiennement et à long terme, leur teneur en alcool étant nocive pour le foie. Je préfère employer des plantes séchées, mélangées avec des feuilles de menthe poivrée (éventuellement réduites en poudre), qui donnent au mélange un goût agréable et rafraîchissant.

Il existe d'excellents toniques hépatiques présentés sous forme de poudre ou de gélules, généralement à base de psyllium, pissenlit, Chardon-Marie, artichaut, écorce d'orme rouge, lécithine, feuille d'orge, carotte, betterave et luzerne. On peut ajouter ce mélange à des jus frais et l'addition de menthe poivrée naturelle améliore l'ensemble. Tout bon tonique hépatique devrait aussi contenir de la taurine (voir p. 96). Il existe ainsi une excellente formule contenant l'ensemble des ingrédients indiqués ci-dessus, commercialisée sous le nom de “Livatone”, et disponible en gélules ou en poudre (voir adresses en fin d’ouvrage).

Quelques cas intéressants

Des calculs biliaires qui disparaissent

Juliette était le type même de femme porteuse de calculs biliaires, comme l'expriment les médecins, “la quarantaine, blonde et grassouillette”. *Elle était venue me consulter parce qu'elle ne se sentait pas très bien depuis qu'on lui avait enlevé la vésicule biliaire, 2 ans auparavant. Cette opération porte le nom de cholécystectomie. Afin que sa cicatrice soit à peine visible, le chirurgien avait employé la technique d'intervention non invasive qui consiste à effectuer l'ablation de la vésicule biliaire par le biais d'un endoscope – appareil servant aussi à l'exploration de l'abdomen dont l'introduction ne nécessite qu'une légère incision. Or, Juliette était très déçue, car elle s'était attendue à se sentir beaucoup mieux et à ne plus souffrir après son opération, d'autant que son chirurgien lui avait enlevé 36 petits calculs biliaires. Malgré cela, elle se plaignait encore de gonflement abdominal, de constipation, de brûlures d'estomac ; en plus de tout ça, elle avait pris 28 kg – pas étonnant qu'elle se soit sentie déprimée !*

Les analyses de sang de Juliette révélèrent un taux trop élevé de cholestérol (2,62 g/l), ainsi qu'une légère augmentation de ses transaminases et de sa bilirubine. Son récit m'avait fait suspecter un mauvais fonctionnement hépatique, doutes confirmés par ses analyses sanguines.

En effet, ces symptômes étaient typiques d'un foie surmené et fatigué.
Après l'ablation de la vésicule biliaire, il faut prendre encore plus soin de son foie qu'auparavant, puisqu'il doit travailler davantage au moment des repas, en l'absence d'une vésicule biliaire capable de fournir rapidement, à la demande, la bile en réserve. J'ai aussi constaté qu'on rencontre plus de cas de dégénérescence graisseuse du foie suite à une telle ablation.
L'histoire diététique de Juliette révéla qu'elle aimait les aliments gras, comme le fromage, le chocolat, les côtelettes d'agneau et les petits gâteaux. Élément tout aussi important, elle ne mangeait que fort peu de fruits et de crudités.
Elle avait désespérément besoin de pratiquer le RDF et elle éprouva un immense soulagement à m'entendre lui parler de ce régime, car on lui avait toujours dit de perdre du poids sans jamais lui indiquer de méthode scientifique qu'elle puisse vraiment suivre à la lettre. Elle avait peur des régimes car elle craignait toujours d'avoir faim – ce qui m'a obligée à passer pas mal de temps à la convaincre qu'en pratiquant le RDF, elle ne souffrirait pas de la faim, puisqu'il ne s'agissait pas d'un régime restrictif, mais simplement d'une autre manière de se nourrir pour retrouver un bon équilibre métabolique et la soulager de ses maux.
8 semaines plus tard, Juliette revint me voir en ayant perdu près de 13 kg et elle me confia qu'elle ne se sentait plus ballonnée. Son cholestérol était redescendu à 1,97 g/l et ses tests hépatiques étaient redevenus normaux. Elle me confia qu'elle désirait continuer à pratiquer ce régime pendant 8 autres semaines ; qu'elle était prête à le recommencer depuis le début, car elle voulait perdre encore plus de poids.

Juliette me raconta une drôle d'histoire, bien qu'assez macabre, sur la façon dont elle avait "perdu" ses calculs biliaires. En souvenir de son opération, son chirurgien lui avait remis ses 36 petits calculs bien durs constitués d'acides biliaires et de cholestérol. Une fois rentrée chez elle à sa sortie de l'hôpital, elle avait placé les calculs dans un sac en plastique et les avait laissés sur sa table de nuit pour les montrer plus tard à son mari, Tom. Pour fêter son retour à la maison et lui remonter le moral, Tom avait organisé une petite surprise et l'avait emmenée au cinéma voir un film sympa.
De retour chez eux, alors qu'ils étaient tous deux en train de prendre un verre dans leur salle de séjour, leur attention fut attirée par un bruit curieux ressemblant à celui de quelque chose qu'on écrase ; ce bruit venait de la chambre à coucher. Au bout de quelques minutes, cela finit par les intriguer et ils allèrent voir ce qui se passait : à leur stupéfaction, ils découvrirent leur chien Rufus en train de croquer joyeusement le dernier calcul biliaire. Oui, Rufus avait mangé les 36 calculs biliaires, privant ainsi Juliette de son fascinant spécimen de pathologie. Quoi qu'il en soit, cela n'affecta en rien la santé de Rufus et les calculs en question n'ont eu aucun effet défavorable sur lui. La morale de cette histoire est qu'"il ne faut jamais laisser traîner ses calculs biliaires si l'on veut les conserver pour la postérité" !

Une histoire d'hormones

Ramona, 26 ans, était venue me consulter pour des problèmes de poids et de déséquilibre hormonal qui la tracassaient depuis des années. Or, je me suis depuis longtemps penchée sur les relations éventuelles de cause à effet entre l'alimentation, la typologie et les déséquilibres endocriniens. J'ai même écrit un livre sur le sujet, intitulé The body shaping diet, *publié en Australie ainsi qu'aux États-Unis (chez Time Warner).*

La morphologie de Ramona était de type "lymphatique", en ce sens que son obésité était généralisée, avec les membres et le corps également épais et gonflés. Ses chevilles et ses poignets étaient enflés et présentaient aussi des bourrelets. Elle souffrait d'allergies diverses et son système respiratoire était encombré de sécrétions caractéristiques aux personnes de type lymphatique. Elle pesait 150 kilos et elle était si lourde qu'elle avait cassé son pèse-personne. Son poids n'avait cessé de grimper depuis l'adolescence où elle pesait environ 75 kilos. C'était une fille grande qui mesurait 1,77 m, mais elle était quand même trop lourde pour sa stature (son indice de masse corporelle était de 45,7).

Elle se plaignait d'une absence totale de menstruations depuis 4 ans et elle souffrait de maux de tête et de mastose (seins douloureux). Je lui ai prescrit des analyses de sang et j'ai constaté que son taux de prolactine (hormone sécrétée par l'hypophyse) était trop élevé, ce qui expliquait son manque de menstruation, puisqu'un excès de prolactine stoppe le cycle ovarien. Son taux de cholestérol se montait à 2,78 g/l et ses transaminases étaient un peu trop élevées. Heureusement, le scanner cérébral ne montrait pas la moindre tumeur hypophysaire, toujours à vérifier en cas d'élévation du taux de prolactine.

Ramona était simplement obèse, ce qui, ajouté à son déplorable régime alimentaire, était à l'origine de son déséquilibre hormonal et de son léger dysfonctionnement hépatique. Elle était aussi candidate au diabète, si elle ne modifiait pas son régime et ne perdait pas de poids. Elle ressemblait à sa grand-mère maternelle qui avait été très obèse et diabétique. Ramona avait devant elle un long parcours si elle voulait vraiment perdre du poids et changer de comportement.

Ramona consommait beaucoup de produits laitiers, pensant que c'était bon pour ses os puisqu'elle ne faisait pas d'exercice. Or, les personnes de type lymphatique sont allergiques aux produits laitiers ; il leur faut les éviter complètement si elles veulent vraiment maigrir et retrouver leur forme. Le RDF était parfait pour Ramona puisqu'il ne contient pas de produit laitier et, pour être en mesure de perdre du poids, elle avait aussi grand besoin d'améliorer sa fonction hépatique, comme l'indiquait clairement son bilan sanguin.

Ramona est revenue me consulter une fois par mois au cours des 6 mois qui suivirent, puisque nous avions décidé qu'elle avait besoin de suivre le RDF pendant une période beaucoup plus longue que celle conseillée habituellement, en raison de son sérieux problème de poids. Au bout de 5 mois, son bilan hépatique était normalisé et son taux de prolactine était passé de 1500 à 350, avec une réapparition de règles régulières. Le régime sans laitage avait fait baisser son taux de prolactine, guéri ses allergies et son problème de mucosités et lui permettait de se sentir beaucoup plus énergique.

Ramona était enchantée et n'arrivait pas à croire qu'elle était, comme elle disait, "en train de fondre" au point de voir ses os réapparaître sous ses tissus précédemment gonflés par la rétention d'eau. Elle me confia qu'elle avait rêvé des années durant de retrouver un corps qui laissait deviner les os, comme chez les autres filles, afin de pouvoir porter des robes et des jupes. Au bout de 6 mois, elle avait perdu la "bagatelle" de 53 kg et n'en pesait plus que 97. Elle me dit qu'à présent qu'elle avait repris forme humaine, elle comptait bien continuer à se nourrir de cette manière sa vie durant, sans plus jamais toucher aux produits laitiers.

Il est très satisfaisant de venir en aide à des femmes comme Ramona, ceci sans avoir à recourir à des médicaments du genre coupe-faim ou hormones car, sur le long terme, ces femmes font très bien ce qu'il faut une fois qu'elles ont compris comment équilibrer leur métabolisme et leurs hormones par le régime et l'exercice.

Oui, le pouvoir du RDF est considérable et peut générer une perte pondérale efficace et durable pour des femmes et des hommes souffrant d'une grave obésité qui, sans cette intervention, aurait considérablement terni leur avenir.

Le cas d'une femme ménopausée

Maintenant que toutes les petites filles du “baby-boom de l'après-guerre” – nées entre la fin des années 1940 et 1950 – arrivent à la ménopause, j'ai pensé qu'il serait intéressant d'inclure dans ce livre le cas d'une de mes patientes, âgée de 54 ans, que j'appellerai Joanne. Je constate en effet que beaucoup de femmes de cette tranche d'âge correspondant à la période de la ménopause présentent des problèmes de poids.

Joanne était le cas typique de patientes ménopausées en surpoids qui constatent que, dès qu'elles commencent à prendre un traitement hormonal substitutif (THS), elles se mettent à grossir et à éprouver de la fatigue. Joanne était de type androïde, ce qui signifie qu'elle avait une allure plutôt masculine, avec de larges épaules, des bras et des jambes bien musclés, des hanches étroites, des fesses plates et la taille peu marquée. Chez les femmes de ce type, le tronc est assez droit de haut en bas et la taille peu dessinée. Le gain de poids a tendance à se manifester dans la partie supérieure du corps, particulièrement autour de la taille, ce qui finit par donner un abdomen protubérant (gros ventre).

Les femmes androïdes ont tendance à faire la fête et à surmener leur foie en appréciant les mets savoureux et riches, ainsi que les boissons alcoolisées. Elles aiment le fromage, la charcuterie, les anchois, les frites et la viande grillée, et Joanne présentait toutes ces caractéristiques. J'ai constaté que le foie de beaucoup de femmes de ce type présentant un surpoids était trop gros – donc gras. L'incidence de la dégénérescence graisseuse du foie est beaucoup plus grande chez les personnes de type androïde, et peut être associée à des taux élevés de cholestérol et triglycérides sanguins, ainsi qu'à des pathologies cardio-vasculaires.

On avait donné à Joanne un THS qui ne convenait pas à sa typologie et, au moment où elle vint me consulter, elle prenait tous les jours un comprimé d'œstrogène fortement dosé. De tels produits ajoutent un fardeau supplémentaire au foie, qui doit travailler encore plus dur pour décomposer ces hormones en vue de leur élimination. Ces hormones fortement dosées incitent aussi le foie à fabriquer des quantités supplémentaires de certaines protéines, comme les facteurs de coagulation, ce qui peut générer de l'hypertension. Bien sûr, la tension de Joanne et son cholestérol étaient légèrement trop élevés ; elle avait 15 kg de trop et elle faisait une importante rétention d'eau.

Je lui ai expliqué que son THS avait un effet défavorable sur son foie et que nous devions l'arrêter afin d'améliorer son fonctionnement hépatique. Comme elle n'avait pas envie d'arrêter ce traitement, je lui ai prescrit ces nouveaux patchs composés d'œstrogène et de progestérone. Dans un cas comme celui de Joanne, il était plus sûr et plus naturel de lui donner une forme de THS qui soit absorbée directement dans la circulation, sans passer par le foie. Cela réduit la charge de travail pesant sur cet organe, et les femmes prennent généralement moins de poids que celles qui utilisent la forme orale.

Pour favoriser sa perte de poids, je lui ai aussi prescrit un tonique hépatique en poudre et le RDF. Il lui fallut 4 mois pour perdre les 15 kg que lui avait valu sa ménopause. J'eus aussi le plaisir de constater que sa tension et son cholestérol étaient bien redescendus grâce à l'effet équilibrant du RDF.

6 La philosophie du régime de drainage du foie

AVANT DE PRÉCISER en quoi consiste exactement notre programme de 8 semaines et ses menus appétissants qui vous permettront de purifier votre foie et l'organisme entier tout en vous régalant, il me semble utile de vous donner une petite idée de la philosophie et de la logistique de ce régime.

Le RDF est basé sur mes nombreuses années d'expérience du traitement des maladies par la médecine nutritionnelle. À de nombreuses reprises au cours de ma carrière professionnelle, j'ai été amenée à en constater les étonnants résultats quand bien même la médecine conventionnelle n'avait plus grand-chose à proposer au malade.

Le suivi de ce régime a souvent permis de rétablir la santé de patients atteints de problèmes fort divers, parmi lesquels on peut citer : obésité, troubles hépatiques graves dus à l'alcoolisme, dysfonctionnements du système immunitaire générateurs d'allergies sévères ou de maladies auto-immunes, maux de tête, fatigue chronique, dépression nerveuse, maladies de peau, arthrite, constipation chronique, syndrome de l'intestin irritable, colite ulcéreuse, maladie de Crohn, infections intestinales récurrentes, candidose et intoxications diverses dues à l'exposition excessive à des toxiques de type insecticides, drogues ou médicaments. En outre, le RDF permet souvent la régénération de personnes chez lesquelles on ne parvient pas à comprendre les raisons de leur mauvaise santé. C'est très important, car bon nombre de ces malades passent leur vie à lutter contre la fatigue et l'irritabilité – ce qui est plus difficile à supporter quand on ne sait pas ce qui se passe et qu'on ne voit ainsi se profiler devant soi aucune perspective de soulagement.

Un foie sain préserve le bon état de l'organisme en le purifiant, ce qui protège le système immunitaire du risque de surcharge et constitue l'élément fondamental du maintien d'un métabolisme équilibré et d'un poids de santé. Un mauvais fonctionnement hépatique, même léger, peut être à l'origine de troubles très divers qui risquent de se manifester beaucoup plus tard, comme ceux décrits précédemment. En améliorant le fonctionnement de votre foie par un régime approprié et la prise régulière de divers toniques hépatiques, vous serez en mesure de soulager ou – du moins de grandement améliorer – ces troubles divers dont le rapport avec le foie ne saute généralement pas aux yeux.

Mon régime de drainage du foie vous permettra de perdre du poids et de retrouver votre énergie, même si tous les autres régimes vous avaient déçu jusqu'à ce jour et fait de votre vie un long jeu de yo-yo avec un poids en constante augmentation. Cette fois-ci, je vous assure qu'il n'en sera pas ainsi et que ce régime vous rendra votre minceur et votre forme.

Le RDF fonctionne pour vous ainsi que pour toute personne présentant un problème de poids. C'est le seul programme alimentaire scientifique jamais mis au point par un médecin pour améliorer le fonctionnement hépatique.
Dans la première partie de ce livre, je vous ai démontré que le foie est l'organe suprême du métabolisme et qu'il est le seul organe capable d'éliminer la graisse de l'organisme en la pompant littéralement hors du corps. Le rétablissement d'un bon fonctionnement hépatique est la clé du succès d'une cure d'amincissement sans risque de reprise de poids ultérieure. C'est tout ce qu'il y a de plus simple et vous trouverez dans ce livre toutes les informations dont vous aurez besoin.

Je pense que la lecture des cas de tous ces patients ayant suivi avec succès ce régime vous a fourni la motivation nécessaire. Pour des raisons éthiques évidentes, leurs noms ont été changés, mais tout ce qui est écrit est réel. Je sais bien que dans certains cas, ça semble trop beau pour être vrai et je dois admettre que dans les premiers temps, lorsque je prescrivais le RDF, j'étais souvent stupéfaite des résultats obtenus. Certains s'amusaient fort de mon étonnement ; d'autres acceptèrent gentiment mon invitation à venir témoigner de leur succès lors de mes émissions de radio. Après quoi, nous recevions toujours des centaines de questions. C'est ainsi que naquit l'idée de ce livre.

Aussi pouvez-vous aborder le RDF avec enthousiasme et confiance et j'aimerais recevoir de vos nouvelles à la fin des 8 semaines, pour que vous puissiez partager avec moi votre succès (cf. adresse en fin d'ouvrage).

Les menus du RDF

Pendant ce régime, vous allez vous régaler, car je vous propose un choix entre toutes sortes de plats légers, savoureux et bien équilibrés du point de vue nutritionnel. Vous en trouverez facilement la recette et vous pourrez même improviser, pourvu que vous vous en teniez aux conseils de base et aux instructions à respecter.

Ce livre ne se voulant pas un simple livre de recettes, nous nous sommes contentés d'en indiquer certaines susceptibles de vous donner des idées, ainsi que celles de quelques préparations de base d'usage quasi quotidien. Et n'oubliez jamais que la variété est l'épice de la vie. Aussi, pendant le RDF, vous ne risquerez certainement pas de vous ennuyer.

Ce régime est très simple, ce qui le rend facile à suivre et augmente d'autant vos chances de succès. Il n'est nul besoin de garder en mémoire des règles compliquées ni d'avoir à compter minutieusement la moindre calorie ou chaque gramme de graisse. Vous n'avez qu'à vous détendre et vous en tenir aux menus indiqués pendant les 8 semaines que dure ce régime.

Si vous devez vous absenter ou si vous n'avez pas le temps de faire la cuisine, il est toujours possible de pratiquer le RDF en vous en tenant à ses 12 principes essentiels (cf. chapitre 4), en attendant de pouvoir revenir à une situation plus normale.

Et si pour quelque raison que ce soit vous craquiez et passiez 24 heures à vous goinfrer de chocolat et de fromage, ou si vous avez pris quelques apéritifs de trop, ne vous désespérez pas! Il vous suffit simplement de vous remettre au RDF et d'ajouter 2 jours supplémentaires aux 8 semaines.

Je peux vous entendre d'ici me rétorquer : *"Pourquoi 2 jours supplémentaires alors que je n'ai commis d'excès que pendant une seule journée ?"* La réponse est que si vous surchargez votre foie de graisse, de sucre ou d'alcool pendant que vous êtes en plein régime, vous créez des désordres métaboliques plus importants que si vous aviez fait la même chose en temps "normal", c'est-à-dire quand vous mangez et buvez comme le font la plupart des gens dans nos sociétés d'abondance.

7
Le programme alimentaire de 8 semaines

LE RÉGIME DE DRAINAGE DU FOIE EST UN PROGRAMME ALIMENTAIRE de 8 semaines qui vous fournit des repas bien équilibrés et nutritifs, abondants et variés. Pour que votre foie soit vraiment drainé de ses toxines et régénéré, il vous faut impérativement le pratiquer pendant ces 8 semaines. Cependant, vous pouvez continuer à vous alimenter de cette façon sans le moindre risque pendant aussi longtemps que vous en ressentirez le besoin, en particulier s'il vous reste encore du poids à perdre après la première cure.

La perte de poids moyenne au cours de cette période de deux mois est de 10 à 11 kg, mais certaines personnes maigrissent beaucoup plus. J'ai constaté que la prise simultanée d'un bon tonique hépatique peut accentuer la perte de poids en raison de l'amélioration qu'il apporte au fonctionnement du foie.

Certaines personnes reprennent ce régime à intervalles réguliers pour entretenir leur ligne, mais aussi parce qu'elles se sentent tellement mieux pendant cette période. Vous pouvez vous nourrir de cette façon indéfiniment, en toute sécurité et avec avantage, en particulier si vous souffrez du foie ou si votre système immunitaire vous cause quelques problèmes. Ce régime vous propose de nombreuses recettes et des suggestions d'alimentation saine, afin que vous puissiez varier les menus autant que vous le souhaitez.

À la fin de ce programme alimentaire de 8 semaines, je vous conseille de continuer de vous nourrir d'une manière qui protège réellement votre foie en respectant les directives de base et les 12 principes régissant la vitalité et le bon état de cet organe (chapitre 4). Cela vous permettra de ne pas prendre de poids et de générer une excellente énergie dans votre organisme entier. Si vous vous remettez à prendre du poids, c'est probablement parce que vous consommez trop de graisses. En ce cas, je vous conseille de recommencer le RDF pendant 8 autres semaines.

Ce régime représente un mode d'alimentation idéal, aussi bien pour les hommes que pour les femmes, et beaucoup d'hommes qui aiment s'offrir un verre de temps à autre y trouvent une excellente façon de maintenir leur foie en grande forme.

Si vous avez des problèmes de santé, qu'ils soient graves ou chroniques – par exemple du diabète, de l'athérosclérose ou un problème rénal – vous pouvez quand même suivre ce régime, mais seulement sous la surveillance de votre médecin.

Le RDF n'a pas été conçu pour les femmes enceintes ou celles qui allaitent, car elles ont des besoins alimentaires particuliers ; il leur faut au préalable prendre conseil auprès de leur médecin ou de leur diététicien.

❍ **Les 2 premières semaines du RDF** sont assez douces et peu rigoureuses, car dans le cas où votre foie serait très intoxiqué et aurait accumulé des substances grasses en grande quantité, nous ne souhaitons pas les voir rejetées trop rapidement dans la grande circulation, ce qui pourrait être à l'origine d'une pénible réaction d'élimination.

❍ **Les 4 semaines centrales du RDF** sont plus exigeantes car, à ce stade, vous et votre foie vous serez habitués à un régime pauvre en matières grasses et vous vous sentirez plus d'énergie. Accrochez-vous pendant ces 4 semaines, car il est nécessaire de vraiment nettoyer le foie pour stimuler votre métabolisme trop lent et accélérer votre perte de poids. Si vous vous sentez un peu fatigué ou si vous avez des maux de tête, pensez surtout à boire de l'eau en abondance afin de nettoyer à grande eau les toxines de votre organisme au cours de cette période critique.

❍ **Les 2 dernières semaines du RDF** sont moins dures que les 4 semaines centrales, mais elles sont cependant plus exigeantes que les 2 premières semaines. Ceci parce qu'il est souhaitable d'établir une transition douce avant de revenir à votre manière habituelle de vous nourrir une fois que vous aurez terminé votre période de régime.

Après cette cure, je vous conseille encore une fois de continuer à mettre en pratique les *12 principes vitaux pour un foie qui fonctionne bien* décrits (chapitre 4) afin d'entretenir un métabolisme dynamique et de garder votre foie en bon état.

Au cours de ce régime, vous allez consommer en grande quantité des fruits frais et des crudités, car c'est de cela que votre foie a le plus grand besoin. Ces aliments crus purifient le foie et représenteront environ 40 % de votre régime. En particulier, les légumes à feuilles vert foncé, ainsi que les fruits et légumes orange et rouges, contiennent des enzymes vivantes, des antibiotiques naturels, de la chlorophylle, des caroténoïdes et des bioflavonoïdes, qui ont pour vertu de régénérer le foie et de nettoyer l'intestin.

Les vertus alcalinisantes des crudités et des fruits réduisent l'excès d'acidité, ce qui favorise le retour à un bon équilibre acido-basique de l'organisme. C'est encore plus important pour les personnes souffrant d'états inflammatoires divers.

La plupart des gens ne mangent pas assez de crudités et de fruits ! Le RDF vous convaincra rapidement de changer ces mauvaises habitudes avec ses délicieuses idées de salades appétissantes et faciles à préparer. Sans oublier toutes les savoureuses sauces salades qui vous transformeront à vie en amateur de crudités !

Les sources de protéines du RDF sont les légumineuses, les graines, les céréales et les noix combinées de manières diverses, le poisson et les fruits de mer, le poulet fermier et les œufs. Au cours de ce régime, vous ne devrez consommer aucune autre viande ni aucun produit laitier.

Bien que j'exclue du régime viandes rouges, porc et volaille (à part un peu de poulet fermier), je ne pense pas pour autant que ces aliments soient malsains en soi, à condition de les consommer avec modération (disons 3 à 4 fois par semaine maximum). Si vous prenez de ce type de viande, choisissez toujours des morceaux bien maigres, débarrassez-les de toute leur graisse et ne les faites pas griller ni revenir dans des matières grasses.

➔ ***Pendant les 4 semaines centrales, les repas sont plus largement végétariens et vous ne devez manger ni poulet, ni jaune d'œuf.***

Le **petit-déjeuner** est généralement léger et consiste en fruits crus et céréales, accompagnés de lait de soja, de lait de riz ou de lait d'amande.

Pour ceux qui aiment prendre un bon petit-déjeuner, de même que pour ceux qui dépensent beaucoup d'énergie physique au cours de la matinée, nous nous sommes montrés créatifs et vous aurez le choix entre de délicieuses salades de fruits, des crêpes, des toasts savoureux, des galettes de soja et autres préparations maison.

Si vous souffrez d'une maladie du foie ou si vous estimez que votre métabolisme est particulièrement lent, vous pouvez vous borner à ne consommer au petit-déjeuner que des fruits crus et des jus frais : c'est le meilleur programme de désintoxication que je connaisse. C'est quelque chose de similaire au régime qui consiste à ne manger que des aliments crus jusqu'au repas de midi.

Cependant, le régime du foie vous permet un choix plus large de petits-déjeuners, ce qui est particulièrement indiqué aux personnes ayant une grande activité physique le matin. Pour celles qui ont tendance à l'hypoglycémie dans le courant de la matinée, il est souvent nécessaire de choisir un menu plus substantiel, qui apporte des protéines en plus des fruits frais. Les protéines prises au petit-déjeuner permettent de mieux stabiliser la glycémie.

Si vous souhaitez accélérer votre perte de poids ou si vous avez beaucoup de kilos à perdre – disons plus de 20 – je vous conseille vivement de limiter le petit-déjeuner aux fruits et jus frais.

Le régime que je propose plaît beaucoup en raison du vaste éventail de possibilités qu'il offre, ce qui permet à chacun de créer sur mesure son programme alimentaire personnel en fonction de ses besoins individuels.

Les recettes destinées au **déjeuner** et au **dîner** sont interchangeables – ce qui signifie que si vous préférez prendre votre repas principal à midi, vous pouvez suivre les conseils donnés pour le soir et manger au dîner le repas plus léger prévu à midi. Si vous désirez un repas substantiel, choisissez un potage et un plat de résistance ou encore un plat de résistance suivi d'un dessert.

Quand vous suivez le RDF, vous ne devez pas consommer plus de 2 plats à chaque repas, car une nourriture de mauvaise qualité tout autant que les excès font peser une charge de travail excessive sur le foie.

Vous aurez toujours le choix entre toutes sortes de plats de résistance et de potages, et quand vous n'aurez pas très faim, je vous conseille de vous en tenir à des plats légers, comme une salade, un sandwich de crudités ou simplement l'un de nos délicieux potages purifiants du foie.

Pensez-y: ***la première des stratégies de drainage du foie est de rester à l'écoute de votre corps.*** Si vous n'avez pas du tout faim à l'heure du déjeuner ou du dîner, contentez-vous d'une salade ou d'un jus frais: il se peut en effet que votre foie soit en train de travailler dur pour éliminer toutes les graisses et les toxines accumulées au cours d'années de repas inadaptés. C'est un travail sacré, aussi ne l'interrompez pas. Souvenez-vous qu'il est tout à fait acceptable de sauter des repas quand vous n'avez pas faim et que les animaux qui sont légèrement sous-alimentés vivent généralement plus longtemps que les autres. N'éprouvez aucune culpabilité s'il vous arrive de sauter un repas: remplacez-le par un jus frais, un fruit ou une salade. Le jeûne est une technique de régénération employée depuis des temps immémoriaux.

Les **desserts** et les **friandises** trouvent aussi leur place dans le régime du foie ; ils permettent de satisfaire ceux qui ont besoin de terminer leur repas par quelque chose de sucré. Vous aurez le choix entre de simples salades de fruits, des desserts plus exotiques et même quelques fantaisies qui, quoi qu'il puisse vous en sembler au premier abord, ne freineront en rien le processus de drainage de votre foie.

Si vous vous sentez rassasié après votre plat de résistance, je vous conseille de vous contenter d'un fruit frais pour tout dessert ou même de vous en passer carrément. Pensez à écouter votre faim réelle et non simplement votre envie de manger.

Si vous avez faim, vous pouvez vous offrir de petits en-cas au cours de la journée. Pendant que vous pratiquez le RDF, vous ne devez jamais prendre plus de 3 repas par jour, avec des petits goûters entre les repas si vous en éprouvez le besoin, bien que je vous conseille de ne pas excéder plus de 2 ou 3 par jour, surtout si vous avez du poids à perdre.

Ces petits en-cas peuvent consister en une carotte crue, des bâtonnets de céleri, une orange, une pomme ou une poignée d'amandes, quelques noix de cajou, des graines de toutes sortes et des raisins secs. Vous pouvez aussi déguster une galette de riz agrémentée de pâte à tartiner à l'avocat ou d'un peu d'hoummous (p. 128).

Au lieu de prendre un en-cas, pourquoi ne pas vous offrir un jus frais ? Goûtez les divers mélanges possibles de carottes, céleri, betteraves, pommes, épinards et racine de gingembre fraîche. Vous aurez besoin d'une bonne centrifugeuse au cours de ce régime, car les jus frais sont de puissants toniques hépatiques qui favorisent la guérison et

Pâte à tartiner à l'avocat

Écrasez la chair d'un avocat bien mûr. Ajoutez-y un peu de poivre noir fraîchement moulu, 2 échalotes ou oignons verts finement émincés et le jus d'un citron. Mêlez bien le tout et conservez au frais dans un récipient fermé. Vous pouvez aussi bien en tartiner un toast que l'employer pour la garniture d'un sandwich.

Hoummous

On peut l'acheter tout prêt dans les magasins de diététique. Cependant, sachez qu'il est facile d'en préparer soi-même à peu de frais :

100 g de pois chiches secs
4 grosses gousses d'ail écrasées ou finement émincées
4 c. à soupe de graines de sésame
3 jus de citron
1 c. à café de paprika

Laissez tremper les pois chiches toute la nuit. Jetez les peaux qui surnagent. Passez, puis remettez de l'eau fraîche dans laquelle vous les laisserez mijoter à petit feu pendant une bonne heure. Égouttez-les. Mixez les pois chiches et l'ail pour en faire une pâte lisse et réservez-la. Faites-en autant des graines de sésame afin de les réduire en pâte. Ajoutez cette dernière au mélange pois chiches et ail. Ajoutez les jus de citron et mélangez bien le tout. Saupoudrez de paprika.

Cette délicieuse pâte à tartiner remplace avantageusement le beurre ou la margarine dans la confection des sandwichs. Vous pouvez aussi en tartiner du pain grillé, des biscottes, des galettes de riz et préparer des petits canapés d'apéritif.

le drainage du foie. ***Les jus frais sont le meilleur des goûters pour toute personne ayant entrepris ce régime.*** Si vous avez l'estomac sensible ou si vous voulez augmenter votre consommation de liquide, diluez les jus avec de l'eau filtrée et/ou des glaçons.

Pensez que certains des petits en-cas courants ne sont pas bons pour le foie ; aussi vous conseillons-nous de les éviter. Supprimez ainsi tous les produits laitiers (lait, beurre, fromage, crème, yaourt, crème glacée), le chocolat, les chips, les frites, les bretzels, les cacahuètes et fruits secs salés ou grillés, les conserves de viandes, la charcuterie, les biscuits et gâteaux secs, les bonbons, les glaces et tout ce qu'on achète tout emballé et qui est bourré de produits chimiques, de sel et de graisses dénaturées. Toutes ces choses sont une épreuve pour votre foie et votre système immunitaire.

Les menus du programme de base

Les menus indiqués dans le RDF sont simples et faciles à suivre. Ils sont divisés en 3 sections :

❍ Section 1 • Les 2 premières semaines
Nous vous proposons toutes sortes de petits-déjeuners, de déjeuners et de dîners au choix, ce qui vous assure une grande variété.

❍ Section 2 • Les 4 semaines centrales
Je vous y propose là encore un large choix de petits-déjeuners, de déjeuners et de dîners, ce qui vous assurera une grande variété.

❍ Section 3 • Les 2 dernières semaines

Ici encore, vous trouverez une sélection de petits-déjeuners, de déjeuners et de dîners parmi lesquels vous n'aurez que l'embarras du choix.

Vous n'êtes pas obligé d'essayer tous les plats proposés et si certains ne vous disent rien, vous êtes libre de les sauter. Si vous adorez certains plats ou que vous vous sentez en grande forme après les avoir mangés, vous pouvez les consommer aussi souvent que vous le désirez, à la seule condition qu'ils correspondent à la section du régime où vous êtes parvenu. Rappelez-vous qu'il est important de bien vous en tenir aux menus de chacune des sections tant que vous en êtes à cette phase particulière. Autrement dit, n'allez pas choisir des plats de la section 1 alors que vous en êtes à la section 2, sinon vous ralentirez le processus de purification du foie que vous avez entrepris.

➔ **Note** : vous trouverez *en italiques* les plats ou préparations dont nous indiquons la recette.

1 • Les 2 premières semaines

Petit-déjeuner

Pour purifier votre foie, commencez par boire, dès votre lever, 2 grands verres d'eau auxquels vous ajouterez le jus d'un citron, d'un citron vert ou d'une orange fraîchement pressée. Un quart d'heure plus tard, offrez-vous un verre de jus de légumes frais composé de jus de carottes, de céleri et de persil.

Choisissez l'un de ces plats :

1 • Salade de fruit frais composée de fruits de saison. Vous pouvez y ajouter 3-4 c. à soupe de *LTA* qui vous procureront des protéines et des fibres. Si vous le désirez, vous pouvez aussi ajouter 4-5 c. à soupe de *crème aux fruits et fruits secs*.

LTA

(graines de Lin, Tournesol et Amandes)

3 c. à soupe de graines de lin
2 c. à soupe de graines de tournesol
1 c. à soupe d'amandes

Passez le tout au moulin à café pour en faire une poudre fine. Conservez au réfrigérateur dans un pot en verre de couleur sombre hermétiquement clos.

Crème aux fruits et aux fruits secs

3/4 de tasse de noix de cajou fraîches
3/4 de tasse d'amandes blanchies et pelées
3 oranges, pelées et coupées en morceaux
1 pomme, pelée et coupée en morceaux
1 c. à soupe de miel naturel (si vous avez envie de sucré)

Mélangez les fruits. Vous pouvez y ajouter un peu d'extrait de vanille et/ou un peu de noix de muscade râpée. Réduisez en poudre les fruits secs au moulin à café. Passez le tout au mixer pour en faire une pâte fine et crémeuse. Délicieux sur une salade de fruits et avec des crêpes.

2 • 2 crêpes de farine complète que vous pouvez garnir de fruits frais, de jus de citron ou d'orange, additionnés de miel, de fruits secs grossièrement broyés et d'un peu de *LTA*.

3 • Notre *shake minute* vous conviendra si vous avez envie d'un petit-déjeuner rapide, léger et facile à digérer.

Shake minute

(pour 4 tasses)

1 1/2 tasse de lait de soja naturel ou parfumé à la vanille
1/2 tasse de glace pilée
1 banane
12 fraises ou 2 pêches
1 tasse de morceaux d'ananas fraîchement coupés
1 1/2 c. à soupe de miel
3 c. à soupe de *LTA*

Passez le tout au mixer et servez immédiatement.

4 • Céréales, par exemple un müesli non sucré ou que vous avez préparé vous-même, ou des galettes d'avoine. Comptez environ 3 c. à soupe de céréales. Arrosez-les de lait de soja, d'amande ou de riz. Vous pouvez y ajouter de la banane fraîche, de la pomme ou des abricots, ainsi que 3-4 cuillerées à soupe de *LTA* pour les protéines.

5 • 2 ou 3 tranches de pain grillé, à condition de n'employer que du pain complet, du pain de sarrasin, du pain de seigle ou tout autre pain de haute valeur nutritionnelle que vous vous procurerez dans votre magasin de diététique. Vous pouvez les tartiner de tahin, de miel et de *LTA* ; ou de banane, de miel et de *LTA* ; ou encore de notre *gelée d'abricots*. Vous pouvez aussi employer de la banane écrasée mélangée à des myrtilles et du jus de citron, ou encore des rondelles de banane et de kiwi saupoudrées de *LTA*. Par pitié, évitez les gelées, confitures et autres conserves du commerce.

Gelée d'abricots

Cette gelée constitue une délicieuse alternative aux confitures et conserves de fruits !

150 g d'abricots séchés
60 g de raisins secs
100 g de pommes séchées
4 tasses de jus d'orange fraîchement pressée non sucré.

Faites mijoter à petit feu tous ces ingrédients jusqu'à ce que les fruits secs soient bien ramollis. Laissez refroidir, puis réduisez le tout en crème au mixer. Conservez cette gelée dans des pots à confiture (stérilisés à l'eau bouillante). Fermez les pots une fois que la gelée est refroidie et gardez-les au réfrigérateur.

Si vous le préférez, vous pouvez garnir vos toasts ou votre pain grillé d'un œuf poché ou dur, que vous pouvez aussi écraser avec un peu de lait de soja et de curry en poudre (n'achetez que des œufs de poules élevées au grain et en liberté ou des œufs bio). Autres garnitures sympas : tomates grillées avec une pointe d'ail ; sardines, saumon, thon ; champignons frais (légèrement cuits dans un peu de lait de soja ou de riz et recouverts d'un filet d'huile) ; tranches d'avocat fraîchement coupées arrosées de quelques gouttes de jus de citron, d'un peu d'oignon ou d'échalote émincés et saupoudrées de poivre noir. Notre *pâté au tofu* est aussi très agréable sur un toast.

Pâté au tofu

200 g de saumon en boîte (à l'eau)
100 g de tofu
2 oignons verts ou échalotes finement émincés
1 c. à soupe bien pleine de coriandre fraîche finement coupée
jus d'un demi-citron
un peu de poivre noir fraîchement moulu

Mélangez tous ces ingrédients, faites-en une pâte que vous étalerez sur vos toasts ou qui vous servira à garnir des sandwichs au concombre et à la tomate.

6 • Gâteau à la banane ou à la pomme fait maison.

7 • Un bol de riz complet (environ 80 g) saupoudré de germes de blé et de 3 c. à soupe de *LTA*. Ajoutez-y du lait de soja et des fruits frais, par exemple des bananes et des fraises, ou des raisins secs.

8 • Sandwich toasté garni de légumes ou de *pâté au tofu*, accompagné de crudités variées : laitue, tomates cerise et carottes.

9 • *Galettes de soja* accompagnées d'une salade mélangée de concombre, de tomates cerise et de carottes.

Galettes de soja

(pour une douzaine de galettes)

350 g de soja en grains, en boîte ou cuisinés, égouttés, puis mixés avec 1 c. à soupe de tahin
2 branches de céleri émincées
1 carotte râpée
1 oignon finement émincé
2 gousses d'ail émincées
2 bonnes c. à soupe de persil fraîchement haché
1 c. à soupe bombée de ciboulette ciselée
1 c. à soupe bombée de coriandre
1 œuf
1/2 tasse de riz ou de sarrasin cuit
poivre noir fraîchement moulu
1 pincée de sel de mer
graines de sésame

Mélangez tous ces ingrédients, à l'exception des graines de sésame. Ajoutez un peu de farine complète à la préparation si elle vous paraît trop fluide. Façonnez des galettes et roulez-les dans les graines de sésame. Laissez-les reposer au réfrigérateur environ une demi-heure. Faites-les dorer dans une poêle légèrement enduite d'huile d'olive de première pression à froid. Servez-les seules ou accompagnées d'une sauce maison aux champignons ou à la tomate.

Si vous en avez le temps, faites du déjeuner votre repas principal. Dans ce cas, composez-le de 2 plats maximum (jamais 3), par exemple : 1 crudité + 1 plat de résistance, ou 1 plat de résistance + 1 dessert léger (voir dîner). Si le temps vous manque, contentez-vous d'un seul plat.

Choisissez l'un de ces plats :

1 • Sandwichs de pain complet, de seigle, d'épeautre, de pain au sésame, aux noix, aux olives, ou tout autre pain complet biologique de bonne qualité. Tartinez votre pain avec un peu de *pâte à tartiner à l'avocat* (p. 128), de tahin ou d'*hoummous* (p. 128). N'employez pas de beurre ni de margarine. Vous pouvez garnir votre sandwich de carottes finement râpées, de courgette crue, de betterave rouge crue et d'une feuille de salade. Selon votre goût, vous pouvez y ajouter du poisson en conserve, comme des sardines, du thon ou du saumon. Vous pouvez aussi le garnir de *pâté au tofu* (p. 134).

2 • *Salade d'avocat, orange et champignons,* accompagnée d'1-2 tranches de pain, plus 1 œuf dur bio ou 80 g de thon en conserve.

3 • Fruits de mer, accompagnés de carottes et de betteraves rouges crues râpées, de concombre et de tomates cerise.

4 • Salade composée de morceaux de pomme, carottes et betteraves rouges râpées, avec une portion de blanc de poulet bio (un seul côté) ou une cuisse sans la peau.

Salade d'avocat, orange et champignons

2 c. à soupe de jus de citron
1 gros avocat, pelé et débité en gros morceaux
3-4 grosses oranges, pelées et débitées en quartiers
1 laitue finement ciselée
champignons de Paris frais marinés, débités en tranches fines

Marinade
5 c. à soupe de jus d'orange fraîchement pressé
2 c. à soupe bombées de zest de citron
une pincée de sel de mer
un peu de poivre noir fraîchement moulu

Dans un bol, mélangez le jus d'orange, le zest de citron, le sel et le poivre. Ajoutez-y les champignons que vous laisserez mariner pendant au moins une heure.
Mettez dans un bol le jus de citron, l'avocat et les oranges et mélangez le tout avec la laitue et les champignons marinés.

5 • Salade de poulet et crudités variées, accompagnée de riz complet.

6 • Soupe de lentilles et pommes de terre avec une tranche de pain complet, tartinée de *pâte à tartiner à l'avocat* et saupoudrée de *LTA*, accompagnées de quelques tranches de pomme, de tomate et d'une branche de céleri.

7 • Soupe de lentilles accompagnée d'une tranche de pain tartinée d'*hoummous* (p. 128) et de ciboulette. Ajoutez une salade de carottes, betteraves et courgettes.

8 • Potage de potiron accompagné d'une tranche de pain complet tartinée de tahin et d'un peu de persil, de coriandre ou autres herbes fraîches de saison.

9 • Crêpes à la farine complète, aux œufs et au lait de soja. Accompagnez-les d'une laitue, de carottes et betteraves rouges râpées et de quelques tomates cerise ou autres.

10 • Omelette aux courgettes et aux fines herbes, accompagnée d'une salade composée de laitue, tomates, carottes et d'un peu de poivre fraîchement moulu.

11 • *Riz complet à la crème d'épinards*, accompagné d'une salade de laitue, tomates et concombre.

Riz complet à la crème d'épinards

1 tasse de riz complet
2 tasses de bouillon végétal
1 c. à soupe d'huile d'olive vierge de 1re pression à froid
1 tasse d'oignons émincés
1 tasse de céleri coupé en petits morceaux
1 tasse de champignons débités en morceaux
2 c. à café de thym (de préférence frais)
1 tasse d'épinards cuits
1/2 tasse de lait de soja
1 pincée de sel de mer non raffiné

Faites cuire le riz dans le bouillon végétal et passez. Chauffez l'huile et faites sauter les oignons, le riz, le céleri, les champignons et le thym jusqu'à ce que les oignons soient devenus transparents. Mélangez les épinards, le lait de soja et le sel et réduisez le tout en purée au mixer. Versez cette crème sur le riz aux légumes.

12 • Lentilles et cœurs d'artichauts, saupoudrés de *LTA* et garnis d'une salade composée de carottes, betteraves rouges, courgettes, persil et oignons verts ou échalotes.

13 • Toute salade composée de votre choix, accompagnée de 2 tranches de pain complet ou de galettes de riz.

14 • Spaghetti sauce tomate ou chili, accompagnés de crudités variées, persil, ail et oignons ou oignons verts.

Salade d'épinards au sésame

(pour 4 personnes)

Quelques branches d'épinards
4 c. à soupe de graines de sésame
2 1/2 c. à soupe d'huile d'olive vierge de 1re pression à froid
1 1/2 c. à soupe de jus de citron frais
1 c. à café de tamari
un trait de Tabasco
100 g de châtaignes en conserve, égouttées et émincées
8 gros champignons de Paris émincés
2 c. à soupe de *LTA*

Débarrassez les épinards de leurs branches et des plus grosses veines. Lavez-les soigneusement et égouttez-les dans un torchon propre. Mettez le torchon contenant les épinards au réfrigérateur afin de les rafraîchir. Faites rapidement griller les graines de sésame à la poêle, sur feu moyen, en remuant constamment, puis versez-les dans un récipient pour les laisser refroidir.

Préparez l'assaisonnement en mélangeant l'huile, le jus de citron, le tamari et le Tabasco. Disposez les feuilles d'épinards dans le saladier et versez l'assaisonnement. Ajoutez alors les châtaignes et les champignons et saupoudrez de *LTA*.

Si vous avez pris à midi votre repas principal, votre dîner ne doit comporter qu'un seul plat (voir déjeuner). De même, si vous n'avez guère d'appétit le soir, sautez le plat de résistance et contentez-vous d'un potage et d'une tranche de pain grillé ou de quelques crudités.
Par contre, si votre repas principal est le dîner, vous avez le choix entre toutes sortes de potages et soupes **ou** un dessert pour accompagner le plat de résistance.
Il importe que votre repas du soir ne comporte pas plus de 2 plats. Cela signifie que *1 potage + 1 plat de résistance + 1 dessert = 3 plats* – vont surmener le foie et ralentir votre digestion et votre métabolisme. **Accompagnez toujours votre plat de résistance de crudités pour améliorer la digestion.** Vous pouvez les assaisonner d'une vinaigrette légère. Si vous avez tendance à mal digérer, buvez lentement et à petites gorgées un demi-verre d'eau additionné d'une cuillerée à café de vinaigre de cidre bio au cours du repas.

➔ **Attention : ne mangez que du poulet fermier d'élevage biologique sans la peau !**

Choisissez l'un des plats suivants :

1 • Ratatouille niçoise accompagnée d'un bol de riz complet saupoudré de *LTA*.

2 • *Poisson vapeur au gingembre et à l'échalote* accompagné d'une salade verte.

Poisson vapeur au gingembre et à l'échalote

(4 personnes)

1 livre de filets de poissons
8 échalotes ou oignons verts
2 cm de gingembre frais pelé
1/2 tasse de coriandre fraîche
21/2 c. à soupe de tamari
2 1/2 c. à soupe d'huile d'olive vierge de 1re pression à froid
Jus d'un demi-citron vert
Jus d'un demi-citron frais

Lavez les filets et coupez-les en petits morceaux de 2 cm. Disposez dessus la moitié des échalotes émincées et du gingembre râpé. Faites cuire le tout à la vapeur douce pendant 5 minutes ou jusqu'à ce que la chair du poisson soit cuite. Disposez-le sur le plat de service, ajoutez le reste du gingembre et des échalotes, ainsi que la coriandre, et arrosez d'un trait de tamari. Tiédissez l'huile d'olive et le jus de citron, puis versez le tout sur le poisson.

3 • Riz complet accompagné de légumes, d'1 œuf et de crudités.

4 • Tomates farcies au riz complet accompagnées de 2 pommes de terre et de crudités.

5 • Filets de poisson cuits à l'étouffée et saupoudrés d'herbes fraîches (persil, ciboulette, coriandre, etc.), avec une salade verte ou des crudités.

6 • Champignons sauvages à l'étouffée, parfumés aux noisettes, accompagnés de crudités.

7 • Omelette aux fines herbes et aux courgettes avec une salade verte.

8 • Légumes variés.

9 • Poulet aux amandes, accompagné de crudités variées.

10 • *Pommes de terre farcies aux haricots blancs* et légumes.

Pommes de terre farcies aux haricots blancs
(pour 4 à 6 personnes)

1 grosse pomme de terre par personne
2 c. à soupe bombées d'oignons, échalotes ou oignons verts émincés
2 c. à soupe bombées de ciboulette ciselée
2 c. à soupe bombées de persil haché
3 c. à soupe de *LTA*
350 g de haricots en boîte ou d'azukis cuisinés

Préchauffez votre four. Enfournez les pommes de terre et laissez-les cuire à four moyen pendant environ 1 h 30. Sortez-les et coupez-les en 2 dans le sens de la longueur. Enlevez la chair des pommes de terre avec une cuillère à soupe et mettez-la dans un saladier. Ajoutez-y les oignons ou échalotes, la ciboulette, le persil et le *LTA*. Mélangez bien le tout. Ajoutez les haricots et mélangez. Remplissez les pommes de terre avec cette préparation et remettez-les au four jusqu'à ce que le tout soit bien cuit.

11 • Spaghetti à la sauce tomate ou aux champignons, avec des crudités.

12 • Riz aux crevettes, salade verte avec persil et coriandre, ou crudités variées.

13 • Saumon au basilic.

14 • *Riz complet à la crème d'épinards* (p.138).

15 • Poulet à la crème de poireau avec des crudités.

16 • Poisson grillé aux graines de sésame, accompagné de crudités.

17 • Poisson de mer au fenouil, avec des crudités.

2 • *Les 4 semaines centrales*

Petit-déjeuner

En tout premier lieu, il importe que vous buviez au lever 2 grands verres d'eau filtrée additionnée d'un jus de citron frais, de citron vert ou d'orange afin de purifier votre foie. Un quart d'heure plus tard, dégustez un bon jus de carottes, céleri et persil fraîchement pressés.

➔ **Attention : durant ces 4 semaines, vous devez renoncer aux œufs (surtout au jaune d'œuf) !**

Choisissez l'un des plats suivants :

1 • Salade de fruits frais composée de 3-4 fruits de saison. Pour augmenter votre ration de protéines et de fibres, vous pouvez y ajouter 2-4 c. à soupe de *LTA* ou de la *crème aux fruits et fruits secs.*

2 • Jus de légumes ou jus de fruits fraîchement pressés. Un bon mélange : carotte, betterave rouge, céleri, pomme, poire, orange et gingembre. Sachez oser les combinaisons qui vous viennent à l'esprit. Vous pouvez diluer ces jus avec un peu d'eau si vous le préférez. Pensez qu'un jus n'est pas de l'eau : buvez-le à petites gorgées en insalivant bien chaque gorgée avant de l'avaler.

3 • 2 ou 3 tranches de pain complet biologique (blé, sarrasin, seigle ou autre pain de haute qualité). Tartinez-les de tahin, de miel et de *LTA* ; ou encore de banane, miel et *LTA* ; ou de notre *gelée d'abricots* maison (p. 133). Vous pouvez aussi garnir vos tranches de pain de banane écrasée avec des myrtilles et du jus de citron, ou de banane coupée et de kiwi, le tout saupoudré de *LTA*. Surtout pas de confitures, gelées et autres fruits en conserve du commerce.
Si vous le préférez, nul ne vous empêche de garnir vos tranches de pain et vos toasts de tomates grillées, de sardines, de saumon, de thon ou de champignons frais cuisinés. Autre garniture agréable : de l'avocat découpé en lamelles, additionné de quelques gouttes de jus de citron et d'oignons finement émincés, saupoudré d'un peu de poivre noir.

4 • Un bol de riz complet cuit additionné d'une cuillerée à soupe de germes de blé et de 3 c. à soupe de *LTA*. Ajoutez-y du lait de soja et des fruits frais, par exemple bananes et fraises, ou raisins secs, pruneaux ou abricots

secs. Vous pouvez aussi y ajouter notre délicieuse *crème aux fruits et aux fruits secs* (p. 132).

5 • Céréales, par exemple müesli non sucré ou fait maison, ou encore flocons d'avoine. Portion : environ 40-50 g de céréales. Arrosez-les de lait de soja, d'amande ou de riz. Vous pouvez ajouter 3-4 c. à soupe de *LTA* pour les enrichir en protéines. Vous pouvez aussi y ajouter de la banane fraîche, de la pomme ou des abricots.

6 • *Milk-shake aux fruits.* Passez au mixer 1/2 tasse de poires en conserve, d'abricots ou de pêches (non sucrés) avec 1/2 litre de lait de soja ou de riz, 1 c. à soupe de lécithine de soja, 2 c. à soupe de *LTA* et 1 c. à café de germes de blé. Mixez pour en faire une crème onctueuse.

7 • Salade de fruits dorés, composée de papaye, pêche (en conserve si ce n'est pas la saison) et mangue, arrosée d'un jus d'orange fraîchement pressée. Saupoudrez de 2 c. à soupe de *LTA*.

Milk-shake aux fruits

(pour 4 tasses)

1 1/2 tasse de lait de soja simple ou vanillé
1/2 tasse de glace pilée
1 banane
12 fraises
1 tasse d'ananas frais débité en morceaux
1 1/2 c. à soupe de miel
3 c. à soupe de *LTA*

Mixer le tout et servir sans attendre.

8 • *Milk-shake aux fruits* pour un petit-déjeuner léger, rapide et facile à digérer.

9 • Galettes de riz garnies d'*hoummous* (p. 128), de tranches de tomates, de persil et/ou d'avocat.

10 • *Punch de l'été:* léger, dépuratif et rafraîchissant, il convient parfaitement à ceux qui surveillent leur poids.

Punch de l'été

1 tasse de jus de carotte
1/2 tasse de nectar d'abricot
1/4 de tasse de jus d'ananas
le tout additionné de noix de muscade et de glace pilée.

11 • Tofu aux légumes, oignons, champignons, ail, le tout légèrement revenu dans un peu d'huile d'olive, parfumé au miso, tamari et éventuellement additionné d'une c. à café de moutarde. Ajoutez des herbes (persil, ciboulette, etc.) et un peu de sel. Accompagnez ce plat de quelques tomates cerise, de bâtonnets de carottes et de tranches de pomme.

Il peut être composé d'une soupe ou d'un potage à base de légumes, légumineuses et/ou céréales, ou d'un dessert léger à base de fruits frais, fruits secs, lait de soja, etc., en accompagnement du plat de résistance. **Votre déjeuner ne doit pas comporter plus de 2 plats** (ne prenez pas *1 potage + 1 plat de résistance + 1 dessert = 3 plats,* qui risqueraient de surmener votre foie, de perturber votre digestion et de ralentir votre métabolisme).

Accompagnez toujours votre plat de résistance de crudités qui vous permettront de mieux digérer; vous pouvez les arroser d'une vinaigrette aux herbes, ail et échalote, ou tout simplement de vinaigre aux herbes additionné d'eau pour éviter l'huile. Si vous avez tendance à mal digérer, buvez lentement avant et pendant les repas un verre d'eau additionné d'une cuillerée à café de vinaigre de cidre bio.

Si vous ne disposez que de peu de temps libre à midi, contentez-vous du plat de résistance et prenez un repas plus complet le soir.

Voici quelques suggestions de plats:

1 • *Riz complet à la crème d'épinards* (p. 138) accompagné d'une salade de laitue, tomates et concombre.

2 • Lentilles aux oignons et cœurs d'artichauts, saupoudrées de *LTA* et accompagnés d'un assortiment de crudités: betteraves rouges crues, carottes, courgette, persil et oignons verts.

3 • Tranche de thon cuite à la vapeur avec des tomates et des pâtes, le tout accompagné de crudités: quelques

feuilles de laitue, carottes et betteraves rouges crues râpées, concombre et poivron.

4 • Soupe de poireaux aux lentilles avec une tranche de pain complet, grillée ou non, tartinée d'*hoummous* (p. 128), plus quelques crudités : carottes, betteraves rouges et courgettes. Vous pouvez y ajouter un peu de poivre noir fraîchement moulu et de la ciboulette.

5 • Crudités variées et céréales germées avec 100 à 150 g de saumon.

6 • Salade de pousses de bambou, carottes et raisins avec du taboulé maison. Saupoudrez de *LTA*.

7 • Salade d'avocat, mangue et citron vert ; riz ou blé complet aux oignons et gomasio (graines de sésame grillées et salées).

8 • Fruits de mer avec 3 bâtons de céleri.

9 • Salade de pommes de terre et de crudités, avec quelques galettes de riz garnies d'*hoummous* (p. 128), de ciboulette ou d'oignon vert ; ajoutez aussi un peu de *LTA*.

10 • Pointes d'asperges et laitue, accompagnées d'une ou 2 tranches de pain complet ou de seigle garnies de *pâté au tofu* (p. 134).

11 • Salade de pâtes aux avocats et aux courgettes.

12 • Salade de carottes, betteraves rouges et pommes, accompagnée d'1 ou 2 tranches de pain grillé, de sardines et d'oignons verts.

13 • Soupe de haricots secs, céleri, tomates, carottes et oignons, avec un bol de riz complet arrosé d'un filet d'huile d'olive, de ciboulette ou oignon vert et légèrement poivré.

14 • Sandwichs à base de pain complet, de seigle, de pain aux noix, etc., tartinés de *pâte à tartiner à l'avocat* (p. 128), de tahin ou d'*hoummous* (p. 128). Oubliez beurre et margarine ! Vous pouvez les garnir de carottes râpées, de fines tranches de courgette crue, de betteraves rouges râpées, ainsi que de sardines, thon ou saumon en conserve. Vous pouvez aussi les garnir de *pâté au tofu* (p. 134), de carottes râpées et de raisins secs. Autre recette : thon avec carottes râpées, fines rondelles d'oignon et laitue. Soyez inventif dans la confection de vos sandwichs et parfumez-les à volonté d'herbes fraîches (persil, ciboulette, sarriette ou thym frais, coriandre ou oignons verts.

15 • *Tomates farcies au riz sauvage* (p. 150), accompagnées de crudités variées.

16 • Champignons aux noix et huile de noix, accompagnés d'une salade verte aux graines de tournesol et d'un petit bol de riz complet.

17 • Crevettes et choux de Bruxelles accompagnés d'une salade variée.

18 • Taboulé maison accompagné de 2 galettes de riz tartinées de *pâté au tofu* (p. 134).

Tomates farcies au riz sauvage

(pour 4 personnes)

8 tomates moyennes
1 tasse de riz sauvage déjà cuit
1 oignon finement émincé
4 c. à soupe bombées de pignons de pin écrasés
2 c. à soupe bombées de menthe ciselée
2 c. à soupe de ciboulette ciselée
1/2 tasse de chapelure ou de pain complet émietté
1 c. à soupe bombée de *LTA*
un peu de poivre noir

Préchauffez votre four. Enlevez la partie supérieure des tomates et retirez-en la pulpe à l'aide d'une cuillère à soupe. Mélangez le riz, l'oignon, les pignons de pin, la menthe, la ciboulette et la pulpe de tomate, versez le tout dans une casserole et assaisonnez d'un peu de poivre noir. Faites cuire à feu doux et laissez frémir pendant 1 ou 2 mn. Rangez les tomates sur la plaque du four, remplissez-les du mélange et saupoudrez-les du pain émietté et de *LTA*. Cuisson à four moyen : 20 minutes.

Dîner

Si votre repas principal est le dîner, vous pouvez accompagner le plat de résistance d'une soupe ou d'un potage à base de légumes, légumineuses et/ou céréales, **ou** d'un dessert léger à base de fruits frais, fruits secs, lait de soja, etc. Votre dîner ne doit pas comprendre plus de 2 plats (ne prenez pas *1 potage + 1 plat de résistance + 1 dessert = 3 plats,* qui risqueraient de surmener votre foie, de perturber votre digestion et de ralentir votre métabolisme).

Accompagnez toujours votre plat de résistance de crudités qui vous permettront de mieux digérer; vous pouvez les arroser d'une vinaigrette aux herbes, ail et échalote, ou tout simplement de vinaigre aux herbes additionné d'eau pour éviter l'huile. Si vous avez tendance à mal digérer, buvez lentement, avant et pendant les repas un verre d'eau additionné d'une cuillerée à café de vinaigre de cidre bio.

Si vous n'avez pas beaucoup d'appétit au dîner ou si votre repas principal était à midi, sautez le plat de résistance et contentez-vous d'un potage et d'une tranche de pain, ou d'une salade composée; ou contentez-vous du plat de résistance accompagné de quelques crudités.

➔ **Attention: pendant ces 4 semaines centrales, vous devez éviter le poulet et le jaune d'œuf, mais vous avez droit aux fruits de mer!**

Voici quelques suggestions de plats de résistance:

1 • *Tomates farcies au riz sauvage* (p. 150).

2 • Filets de poisson vapeur aux herbes.

3 • Ragoût de champignons (de Paris, cèpes, etc.), émincé de poireaux, ail et châtaignes, pour accompagner un bol de riz complet.

4 • Poêlée de légumes avec un bol de riz complet saupoudré de *LTA*.

5 • *Pommes de terre farcies aux haricots blancs* (p. 142) ou azukis.

6 • Pâté végétal avec du pain complet (il en existe des tout préparés).

7 • Galettes de céréales aux légumes.

8 • Spaghetti sauce tomate ou aux champignons.

9 • Riz complet aux champignons.

10 • Haricots aux champignons.

11 • *Riz aux crevettes* (recette ci-contre).

12 • Saumon aux herbes vapeur.

13 • Loup grillé au fenouil.

14 • Thon grillé, accompagné de tomates grillées et de pâtes.

15 • Ratatouille niçoise.

16 • Poisson à la vapeur au gingembre et oignons.

17 • Crevettes grillées et choux de Bruxelles.

18 • Coquille Saint Jacques aux graines de sésame ou au gomasio.

19 • Lentilles et artichauts, avec un bol de riz complet saupoudré de *LTA*.

Riz aux crevettes

(3-4 personnes)

1 c. à soupe d'huile d'olive vierge de 1re pression à froid
4 tasses de riz complet déjà cuit
6 gousses d'ail hachées
1. à café de poudre de gingembre ou de gingembre frais râpé
1/4 de tasse de tamari
8 crevettes cuites, épluchées et découpées en tranches fines
8 échalotes ou oignons verts émincés finement

Huilez le wok ou la sauteuse et recouvrez-en le fond avec le riz. Faites-le griller pendant 5 ou 6 mn, jusqu'à ce qu'il ait pris une jolie couleur dorée, puis réduisez le feu et continuez la cuisson en remuant constamment. Ajoutez de l'eau régulièrement pour éviter que le riz ne se dessèche.
Ajoutez 1 c. à café d'ail frais haché, la moitié du gingembre et assaisonnez à votre goût. Au fur et à mesure que le riz est cuit, placez-le sur le plat de service et procédez jusqu'à ce que tout le riz soit grillé. Ajoutez alors les crevettes, les oignons, réchauffez et servez.

20 • Sauté de légumes au wok sans huile au tahin ou gomasio.

21 • *Riz complet à la crème d'épinards* (p. 138).

3 • *Les 2 dernières semaines*

Petit-déjeuner

Avant toute chose, commencez par boire au lever 2 grands verres d'eau pure additionnée d'un jus de citron, de citron vert ou d'orange pour nettoyer votre foie. 15 minutes plus tard, buvez lentement en l'insalivant bien un jus de légumes frais composé de carotte, céleri et persil.

Voici quelques exemples de plats :

1 • 2 ou 3 tranches de pain complet bio au choix (seigle, froment, épeautre, aux noix, aux olives, au sésame, etc.), grillées ou non. Tartinez-les de tahin, de miel et de *LTA* ; de banane, miel et *LTA* ; de *gelée d'abricots* (p. 133) ou d'*ananas au gingembre* (recette ci-contre). Vous pouvez aussi les garnir de banane écrasée, de myrtilles et de jus de citron ; ou encore de rondelles de banane et de kiwi saupoudré de *LTA*. Interdisez-vous les confitures, gelées et fruits en conserve du commerce.
Si vous le préférez, vous pouvez à présent garnir votre toast d'un œuf bio (dur, poché ou au curry), de tomates grillées, de sardines, saumon, thon, ou de champignons frais cuisinés. Autre idée de garniture : tranches d'avocat arrosées d'un filet de jus de citron, avec quelques rondelles d'oignon, d'oignon vert ou d'échalote, et un peu de poivre fraîchement moulu. Goûtez aussi un toast garni de *pâté au tofu* (p. 134): vous m'en direz des nouvelles!

Ananas au gingembre

2 tasses de purée d'ananas non sucré (frais ou en conserve) bien égoutté
1 c. à café de racine de gingembre fraîche

Mélangez et tartinez-en vos toasts.

2 • Flocons de céréales complètes, par exemple müesli non sucré ou fait maison (env. 30 g). Arrosez-les de lait de soja, d'amande ou de riz. Ajouter 3-4 c. à soupe de *LTA* pour son apport en protéines, ainsi que de la banane fraîche, de la pomme ou des abricots selon votre goût.

3 • Crêpes à la farine complète et au lait de soja, garnies de fruits frais, de miel, de cerneaux de noix, arrosées de jus de citron ou d'orange et saupoudrées de *LTA*.

4 • Salade de fruits composée de fruits de saison. Ajoutez-y 3-4 c. à soupe de *LTA* pour sa richesse en protéines et en fibres. Vous pouvez aussi ajouter 4-5 c. à soupe de *crème aux fruits et aux fruits secs* (p. 132).

5 • *Shake minute* (p. 132) pour un petit-déjeuner rapide, léger et très digeste.

6 • Riz au lait de soja : 1 bol de riz complet (70-80 g) cuit, additionné de germes de blé et de 3 c. à soupe de *LTA*. Ajoutez du lait de soja et des fruits frais, par exemple bananes et fraises, ou raisins secs. Vous pouvez aussi le sucrer avec la *crème aux fruits et fruits secs* (p. 132).

7 • Riz complet arrosé d'une sauce aux champignons et garni de quelques tomates cerise, de bâtonnets de carotte et de céleri.

8 • Tofu aux légumes, oignons, champignons, ail, le tout légèrement revenu dans un peu d'huile d'olive, parfumé au miso, tamari, et éventuellement additionné d'une c. à café de moutarde. Ajoutez des herbes (persil, ciboulette, etc.) et un peu de sel. Accompagnez ce plat de quelques tomates cerise, de bâtonnets de carottes et de tranches de pomme.

Déjeuner

Il peut être composé d'une soupe ou d'un potage à base de légumes, légumineuses et/ou céréales ou d'un dessert léger à base de fruits frais, fruits secs, lait de soja, etc., en accompagnement du plat de résistance. Votre déjeuner ne doit pas comporter plus de 2 plats (ne prenez pas *1 potage + 1 plat de résistance + 1 dessert = 3 plats,* qui risqueraient de surmener votre foie, de perturber votre digestion et de ralentir votre métabolisme).
Pour mieux digérer, accompagnez toujours votre plat de résistance de crudités; vous pouvez les arroser d'une vinaigrette aux herbes, ail et échalote, ou tout simplement de vinaigre aux herbes, additionné d'eau pour éviter l'huile.
Si vous avez tendance à mal digérer, buvez lentement avant et pendant les repas un verre d'eau additionné d'une cuillerée à café de vinaigre de cidre bio.
Si vous ne disposez que de peu de temps libre à midi, contentez-vous du plat de résistance et prenez votre repas

plus complet le soir. Si vous avez généralement du mal à digérer, buvez à petites gorgées, avant le repas et au cours du repas, un verre d'eau additionné d'une cuillerée à café de vinaigre de cidre bio.

➔ **Attention : ne consommez que du poulet fermier, de préférence biologique !**

Voici quelques idées de plats de résistance :

1 • Salade de haricots cuits à la vinaigrette, saupoudrés de *LTA*, avec une salade verte.

2 • Sandwichs à base de pain complet, de seigle, de pain aux noix, etc., tartinés de *pâte à tartiner à l'avocat* (p. 128), de tahin ou d'*hoummous* (p. 128). Oubliez beurre et margarine! Vous pouvez les garnir de carottes râpées, de fines tranches de courgette crue, de betterave rouge râpée, ainsi que de sardines, thon ou saumon en conserve. Vous pouvez aussi les garnir de *pâté au tofu* (p. 134), de carottes râpées et de raisins secs. Autre recette : thon avec carottes râpées, fines rondelles d'oignon et laitue. Soyez inventif dans la confection de vos sandwichs et parfumez-les à volonté d'herbes fraîches (persil, ciboulette, sarriette ou thym frais, coriandre ou oignons verts).

3 • Soupe de potiron accompagnée d'une tranche de pain complet de votre choix, tartinée de tahin que vous pouvez garnir d'herbes fraîches, par exemple coriandre, ciboulette et persil.

4 • *Salade d'avocat, orange et champignons* frais (p. 137) avec, en accompagnement, un bol de riz complet saupoudré de *LTA*.

5 • Salade d'épinards aux graines de sésame avec 100 g de thon ou de saumon.

6 • Salade de céréales germées et salade verte avec thon ou saumon.

7 • Fruits de mer, avec quelques crudités.

8 • Taboulé maison en accompagnement de poisson grillé ou de blanc de poulet fermier (de préférence bio).

9 • Choux-fleurs et brocolis au vinaigre balsamique, 2 œufs durs bio et 1 toast.

10 • Potage de poireaux et pommes de terre, avec 2 tranches de pain complet de votre choix tartiné d'*hoummous* (p. 128) ou de tahin, à saupoudrer de *LTA*.

11 • Soupe de céleri avec 2 galettes de riz garnies de saumon, de thon ou de blanc de poulet fermier ou bio sans la peau.

12 • Asperges avec un bol de riz complet saupoudré de *LTA* ou 2 œufs durs et 2 tranches de pain complet, grillé ou non.

13 • Tranche de thon grillé dans 1 c. à soupe d'huile d'olive, avec oignons, tomates, basilic et ail, accompagnée de pâtes complètes et d'une salade verte.

14 • Spaghetti sauce tomate ou sauce au poivron, avec une salade verte.

15 • Pâtes complètes, avec un assortiment de légumes légèrement revenus avec de l'ail, des oignons, du tamari ou de la sauce tomate et assaisonnés au poivre noir fraîchement moulu.

16 • Toute salade composée accompagnée d'un peu de vinaigrette ou autre assaisonnement, avec 2 tranches de pain complet de votre choix, ou 2 galettes de céréales, ou 2 galettes de riz.

17 • *Galettes de soja* (p. 135), accompagnées d'une salade verte ou de crudités.

Dîner

Si votre repas principal est à midi, contentez-vous le soir d'un plat de résistance. Si vous n'avez guère d'appétit le soir, sautez le plat de résistance et contentez-vous d'un potage, d'une tranche de pain complet ou de crudités.
Si vous n'avez pris à midi qu'un repas léger composé d'un seul plat, vous pouvez prendre au dîner un potage **ou** un dessert en complément du plat de résistance. Dans ce cas, limitez-vous à 2 plats (ne prenez pas *1 potage + 1 plat de résistance + 1 dessert = 3 plats,* qui risquent de surmener votre foie, de rendre votre digestion difficile et de ralentir votre métabolisme).
Pour mieux digérer, accompagnez toujours votre plat de résistance de crudités. Si vous avez généralement du mal à

digérer, buvez à petites gorgées, avant le repas et au cours du repas, un verre d'eau additionné d'une cuillerée à café de vinaigre de cidre bio.

➔ **Attention : ne consommez que du poulet fermier, de préférence biologique !**

Voici quelques exemples de plats :

1 • Filets de poisson grillés aux herbes.

2 • Blanc de poulet fermier sans la peau avec des crudités.

3 • Omelette aux courgettes et aux fines herbes.

4 • Poêlée de légumes avec un bol de riz complet saupoudré de *LTA*.

5 • *Pommes de terre farcies aux haricots blancs* (p. 142).

6 • Potiron aux graines de sésame avec du poisson grillé ou un peu de blanc de poulet fermier.

7 • Pâtes complètes accompagnées d'un assortiment de légumes légèrement revenus avec de l'ail, de l'oignon, du tamari ou de la sauce tomate et un peu de poivre noir.

8 • *Boulettes de soja aux légumes* (recette ci-contre).

9 • Croquettes de poisson.

10 • Curry de légumes.

Boulettes de soja aux légumes

4-6 personnes

500 g de soja en grains
4 c. à soupe de *LTA*
2 oignons moyens émincés
1 c. à soupe bombée de persil haché
1 tasse de pommes de terre écrasées
1 tasse de blanc d'œuf
2 c. à soupe de sauce tomate
3 c. à soupe de tamari
1/2 c. à café de noix de muscade râpée
poivre noir fraîchement moulu
farine complète
3 blancs d'œufs battus avec 2 c. à soupe de lait de soja
1 tasse de pain complet émietté

Mettez les grains de soja dans une casserole, recouvrez-les d'eau (il doit y avoir au moins 1-2 cm d'eau au-dessus des grains). Portez à ébullition et laissez cuire 1 mn. Retirez du feu, couvrez et laissez reposer 1 h au moins. Puis les cuire dans leur eau de trempage pendant 2 h 30 ou jusqu'à ce qu'ils deviennent tendres. Égouttez-les, réduisez-les en purée et ajoutez le *LTA*. Ajoutez les oignons, le persil, les pommes de terre écrasées, la tasse de blanc d'œuf, la sauce tomate, le tamari, la noix de muscade et le poivre. Formez des boulettes que vous roulez dans la farine et trempez ensuite dans le mélange blanc d'œuf et lait de soja. Pour finir, roulez-les dans le pain émietté. Huilez la poêle avec de l'huile d'olive et faites frire les boulettes des deux côtés, jusqu'à ce qu'elles aient pris une jolie couleur brun doré.

11 • Haricots et champignons cuisinés avec ail, oignon et herbes, avec un bol de riz complet saupoudré de *LTA*.

12 • *Riz aux crevettes* (p. 153).

13 • Crevettes épicées et choux de Bruxelles.

14 • Crêpes de sarrasin garnies de tahin, *pâté au tofu* (p. 134) ou *hoummous* (p. 128), avec une salade verte.

15 • Coquilles Saint Jacques aux graines de sésame ou au gomasio.

16 • Lentilles et cœurs d'artichaut avec un bol de riz complet saupoudré de *LTA*.

17 • Saumon grillé avec une salade verte et/ou une poêlée de légumes variés.

18 • Saumon au basilic accompagné d'une salade ou de légumes.

19 • Poulet aux amandes.

20 • Tranche de thon grillé aux tomates, ail et basilic, accompagnée de pâtes complètes et d'une salade verte.

21 • Ratatouille.

22 • Poisson cuit à la vapeur au gingembre et aux oignons.

23 • Riz complet avec un œuf et des légumes.

24 • *Galettes de soja* (p. 135), accompagnées d'une salade verte ou de crudités.

Les desserts

Toutes les variantes de salades de fruits sont admises (à condition, bien sûr, de ne pas y ajouter d'alcool). Ces salades de fruits frais sont riches en vitamine C, d'intérêt vital pour la désintoxication du foie.

Voici quelques exemples ; inventez vos propres recettes en vous basant sur celles que nous indiquons ici ; la règle étant de ne jamais utiliser de laitages (on les remplace par du lait de soja ou de riz) ni d'ajouter de sucre.

1 • Pommes au four.

2 • Salade de fruits secs : préparez un mélange de fruits secs divers, recouvrez-les d'eau et laissez-les tremper toute la nuit. Puis égouttez-les et arrosez-les d'eau de rose, de jus d'orange. Décorez de noix, noisettes ou noix de pécan concassées.

3 • Crêpes au lait de soja vanillé, arrosées de jus de citron ou d'orange, de *LTA* ou décorées de fruits divers.

4 • *Gâteau de carottes* (recette p. 164).

5 • *Crème glacée aux fruits secs* (recette p. 165).

6 • Crème de banane au lait de soja, vanille et *LTA*. On peut y ajouter un blanc d'œuf battu en neige pour en faire une mousse délicieuse. Ce dessert peut aussi être réalisé avec de l'ananas frais et bien d'autres fruits de saison.

7 • *Gâteau de couscous aux baies rouges* (recette ci-contre).

Gâteau de carottes

1 tasse de farine complète
3/4 de c. à café de levure
1/2 c. à café de cannelle
1/2 c. à café de noix de muscade râpée
1/2 c. à café de sel
3/4 de tasse de sucre de canne non raffiné
2 gros œufs bio
1/3 de tasse d'huile de 1re pression à froid
1 tasse de carottes râpées
1 petite boîte d'ananas (passez le jus)
1/4 de tasse de noisettes concassées

Préchauffez votre four. Mélangez tous les ingrédients, sauf les carottes, l'ananas et les noisettes. Réduisez l'ananas en purée. Ajoutez les carottes, l'ananas et les noisettes. Graissez et farinez votre moule. Faites cuire à four moyen pendant 30-40 mn.

Crème glacée aux fruits secs

1/2 tasse de noix de macadamia
1/2 tasse d'amandes
1/2 tasse de noix de cajou
1/2 tasse de graines de tournesol
1/2 tasse de graines de sésame
1/4 de tasse de farine de maïs
1 tasse de lait de soja vanillé
1 c. à café d'huile d'olive vierge de 1re pression à froid
2 c. à café d'extrait de vanille

Dans un moulin à café ou un mixeur à haute vitesse, réduisez toutes les noix en une poudre fine. Puis passez tous les ingrédients au mixeur pour en faire une crème onctueuse. Versez dans des coupes individuelles et mettez au congélateur.

Gâteau de couscous aux baies rouges

2 tasses de fraises, framboises ou myrtilles
6 tasses de jus de pomme
1 c. à soupe d'extrait de vanille
3 tasses de couscous

Rincez rapidement les fruits sous l'eau et égouttez-les sur du papier absorbant. Dans une casserole, mettez le jus de pomme, la vanille et le couscous. Portez à ébullition en remuant constamment jusqu'à ce que le couscous ait absorbé tout le jus et ait épaissi. Ajoutez délicatement les baies dans le couscous chaud. Rincez un moule à gâteau sans le sécher et versez-y aussitôt l'appareil. Mettez à prendre au réfrigérateur pendant environ 3 h.

8 Encore quelques conseils

Le choix des recettes

- Choisissez toujours des ingrédients naturels et pauvres en graisses.
- Éliminez toute graisse malsaine, telles les graisses saturées ou hydrogénées, ainsi que les aliments susceptibles d'en contenir.
- Afin de perdre du poids plus rapidement, limitez même l'apport en huile de vos préparations (y compris dans vos salades) ; vous pouvez d'ailleurs carrément supprimer toute matière grasse pendant cette période.
- Apprenez à varier vos assaisonnements ; vous pouvez jouer avec toutes sortes de variantes. Le tamari (sauce de soja) vous rendra de grands services, de même que le gomasio (sésame grillé et salé).
- Prenez aussi garde à la qualité de vos produits : choisissez-les de préférence biologiques, sans additifs ni parfums chimiques.
- N'hésitez pas à abuser des herbes variées que vous offre la nature... et éventuellement votre balcon.

Les pâtes

Les pâtes complètes sont délicieuses, très saines et représentent un excellent apport de fibres, minéraux, vitamines et glucides complexes. Il existe différentes sortes de pâtes complètes, outre celles à base de blé dur, et cela vous permet une grande variété de préparations.

Ces pâtes complètes ne sont pas blanches comme les pâtes raffinées, et il ne faut que 5 à 7 minutes pour qu'elles soient *al dente*. Leur temps de cuisson est donc beaucoup plus rapide que celui des pâtes raffinées. C'est un excellent plat, facile à accommoder avec un peu d'huile d'olive, d'ail, des champignons, des courgettes ou des haricots verts.

Les champignons

Savoureux et faciles à préparer, il en existe de toutes sortes, des champignons de Paris aux champignons sauvages renommés que sont les cèpes, les girolles, les trompettes de la mort et tant d'autres. Il est aussi des variétés plus exotiques (shiitake, maitake, reishi...) qui partagent avec les précédents leurs intéressantes vertus immunostimulantes et anti-âge. Quant aux champignons séchés, il suffit de les faire tremper dans de l'eau chaude pendant une bonne heure pour leur rendre leurs vertus et les accommoder comme les autres.

On peut consommer les champignons frais en salade, aussi bien que sautés avec de l'ail ou mêlés à une poêlée de légumes. Une consommation hebdomadaire de 150 à 200 g de champignons divers améliorera votre état de santé – sauf, évidemment, si vous y êtes allergique!

Nutriments conseillés
Il est divers nutriments et aliments qui favorisent et soutiennent le travail de désintoxication effectué par le foie. Ils sont particulièrement indiqués aux personnes souffrant d'un mauvais fonctionnement et de troubles hépatiques et/ou de désordres immunitaires et de surcharge toxinique (cf. p. 173, *Soutenir la fonction hépatique*).

Le cocktail d'énergie du docteur Cabot
Trop de gens se plaignent de nos jours de fatigue ou de manque d'énergie. Les causes peuvent en être multiples, parmi lesquelles le stress, le tabagisme, une mauvaise alimentation ou un problème médical. Toute personne présentant une fatigue persistante ou inhabituelle devrait consulter un médecin, car un bilan s'impose. Si l'on n'a rien trouvé de particulier, le RDF suffira probablement à restaurer l'énergie défaillante.

Le foie est le fourneau métabolique de votre organisme. C'est là que les aliments sont transformés en énergie physique. Il est indispensable d'avoir un foie en bonne santé si l'on veut profiter à fond de la vie, car il faut pour cela disposer de suffisamment d'énergie.

Selon ma pratique, la combinaison de certains nutriments ou compléments nutritionnels est en mesure de relancer l'énergie de manière significative chez les personnes souffrant d'une fatigue chronique dont la cause n'a pu être clairement établie. Je vous conseille, dans ce cas, de prendre quotidiennement les compléments suivants :

1 • Acides gras essentiels, par exemple : huile d'onagre, huile de poissons des mers froides, huile de lin ou graines de lin. Dosage : 2000 à 4000 mg par jour.

2 • Magnésium chélaté (les comprimés contiennent généralement 4 sortes de magnésium). Dosage : 500 à 2000 mg par jour.
3 • Vitamine E naturelle sous forme de gélules. Dosage : 100 à 1000 UI par jour.
4 • Vitamine C aux bioflavonoïdes. Dosage : 1000 à 2000 mg par jour.
5 • Sélénium (sous forme organique). Dosage : 100 à 200 mcg par jour.
6 • Multiminéraux contenant, entre autres, du calcium, du zinc, du chrome et du manganèse : 1 comprimé à chaque repas.
7 • Spiruline. Dosage : 1000 à 3000 mg par jour.
8 • En cas de stress ou d'alcoolisme chronique, prenez tous les jours un comprimé de complexe de vitamines du groupe B.

Il serait préférable de demander à votre naturopathe ou à votre médecin de vous établir une prescription personnalisée. Consultez au préalable votre médecin si vous êtes malade ou si vous prenez des médicaments.

Je prends moi-même chaque jour ce cocktail d'énergie et je me suis aperçue qu'il permettait de diminuer la tendance aux maux de tête et autres douleurs, qu'il m'octroyait une meilleure vigilance, qu'il améliorait mon fonctionnement mental et me donnait de l'énergie. La prise de ces compléments a permis à bon nombre de mes patients de se débarrasser de leurs troubles de santé chroniques de façon naturelle et sans le moindre effet secondaire.

Le foie, notre usine de retraitement des déchets

Plus que jamais depuis le début de l'histoire de l'humanité, les êtres humains ont besoin de disposer d'un foie en pleine santé, capable d'éliminer les milliers de produits chimiques toxiques qui ont subrepticement envahi tout notre environnement ainsi que la chaîne alimentaire.

Le foie est la porte d'accès au corps. En cette ère où la chimie est reine, il lui est très facile de laisser déborder ses systèmes de défense et de drainage. On arrose les champs et les jardins de produits chimiques, on gave les animaux d'hormones et d'antibiotiques, et nos aliments sont industrialisés, raffinés, surgelés ou encore trop cuits. Il en résulte la destruction des vitamines et des minéraux, pourtant indispensables pour que puissent s'effectuer correctement les divers processus de drainage dans le foie.

Examiné au microscope, le foie apparaît comme un gros filtre destiné à nous débarrasser des matières toxiques, comme les cellules mortes, les micro-organismes, les substances chimiques, les globules de lipides et tous les déchets issus de la circulation sanguine, puisque celle-ci est filtrée par le foie. Au sein des cellules hépatiques entrent en action des mécanismes sophistiqués, qui ont mis des millions d'années à évoluer, destinés à décomposer aussi bien les drogues et médicaments que les substances chimiques artificielles de toutes sortes, les pesticides et les hormones. Pour la plupart, ces produits chimiques toxiques pénètrent au sein de l'organisme sous forme de lipides solubles, ce qui signifie qu'ils ne se dissolvent qu'au sein de solutions huileuses et non pas dans l'eau. Les produits chimiques liposolubles présentent une grande affinité avec les tissus graisseux et les membranes cellulaires, composées elles aussi de substances graisseuses. Les toxines peuvent ainsi aisément s'accumuler pendant des années dans les régions grasses du corps, d'où l'on risque de les voir libérées lors de périodes de stress, d'exercice physique intense ou de jeûne. C'est cette libération de toxines qui est à l'origine des maux de tête, d'une mémoire déficiente, de maux d'estomac, d'un état nauséeux, de fatigue, de vertiges et de palpitations.

Le foie a pour fonction de convertir les produits chimiques liposolubles en substances hydrosolubles aisément éliminées par la bile et les urines. Cette conversion s'opère grâce au système enzymatique complexe présent au sein des cellules hépatiques. Il existe deux systèmes majeurs de désintoxication qui utilisent ces enzymes. S'ils se trouvent débordés, il en résulte une accumulation de toxines et de substances chimiques toxiques dans l'organisme. La plupart sont liposolubles et vont s'accumuler dans les tissus graisseux de certains organes comme le cerveau et les glandes endocrines. Il peut en résulter des symptômes divers : mauvais fonctionnement cérébral, déséquilibres endocriniens tels que stérilité, mastose ou kystes au sein, dysménorrhée, troubles menstruels, manque de spermatozoïdes, épuisement des surrénales, troubles prostatiques ou ménopause précoce. La plupart de ces substances chimiques sont cancérigènes : elles sont l'une des raisons de l'incidence toujours croissante de bon nombre de cancers.

Lorsque le foie ne parvient plus à jouer son rôle de filtre en raison d'une surcharge ou parce que son fonctionnement en a été compromis, il en résulte l'accumulation de ces toxines, cellules mortes, globules de graisse et micro-organismes divers dans le flux sanguin. Ceci peut endommager les parois des vaisseaux sanguins, avec le risque de maladie cardio-vasculaire qui en découle. Le système immunitaire se trouve alors surchargé et irrité, ce qui l'amène à sécréter en excès certaines substances chimiques inflammatoires et, dans certains cas, des auto-anticorps en raison de son état d'hyperstimulation. Il peut en résulter des symptômes de dysfonctionnement immunitaire, tels qu'allergies, maladies inflammatoires, apparition de ganglions, infections récurrentes, syndrome de fatigue chronique ou maladies auto-immunes. Parmi ces dernières, on peut citer le lupus érythémateux systémique, la thyroïdite d'Hashimoto, l'angéite, la cirrhose biliaire primitive et certaines formes d'hépatite chronique.

Les dysfonctionnements du système immunitaire sont fréquents de nos jours en raison de la surcharge chimique de notre environnement. Ils sont exacerbés par les déséquilibres nutritionnels, générés par une alimentation trop riche en graisses et le recours trop fréquent aux aliments industriels. Malheureusement, on traite la plupart du temps les symptômes de troubles immunitaires avec l'aide d'immunosuppresseurs, et personne ne songe même à s'occuper du foie. Cela peut sembler absurde tant il est évident que la meilleure façon – et la plus simple – de purifier le sang et de soulager le système immunitaire tient en l'amélioration de la fonction hépatique.

Soutenir la fonction hépatique

Divers nutriments et aliments sont susceptibles de soutenir les phases 1 et 2 de détoxification du foie. Ils sont de première importance pour les personnes présentant un dysfonctionnement hépatique et/ou immunitaire, une maladie du foie ou une surcharge toxique.

- **Légumes crucifères:** brocolis, choux, choux de Bruxelles, choux-fleurs.
- **Antioxydants:** vitamines C, E, caroténoïdes naturels, thé vert, Chardon-Marie, pissenlit, ail frais cru, oignons crus, fruits frais et crudités ainsi que leur jus, sélénium, zinc.
- **Acides aminés:** glutamine, glycine, méthionine, taurine, cystéine.
- **Vitamines du groupe B:** thiamine B1, riboflavine B2, nicotinamide B3, acide pantothénique B5, pyridoxine B6, cyanocobalamine B12, acide folique, biotine, inositol.
- **Acides gras essentiels:** huile d'onagre, huile de lin ou graines de lin, blé germé frais, lécithine de soja, avocats, huile d'olive de 1re pression à froid, noix, noisettes, amandes fraîches, graines fraîches et crues (par exemple tournesol, sésame…), poissons gras, légumineuses (petits pois, haricots, lentilles, azukis), qui sont aussi une excellente source d'arginine, acide aminé qui aide le foie à se drainer de l'ammoniaque.

Des recherches sont actuellement en cours dans le but de mettre au point de nouveaux produits de la gamme *Livatone* (cf. adresses utiles), destinés à favoriser et à soutenir la fonction de détoxification du foie et à soulager les personnes souffrant de troubles hépatiques. Afin d'être informé sur ces développements, vous pouvez consulter les sites internet mentionnés en fin de livre.

Questions courantes sur le régime du drainage du foie

❍ *Puis-je suivre ce régime pendant ma grossesse ?*

Tout à fait, mais seulement sous surveillance médicale, car il arrive que la grossesse génère certains problèmes de santé nécessitant un régime particulier. Parallèlement à ce régime, je vous conseille de supplémenter votre alimentation avec du calcium, du fer et de l'acide folique pris sous forme de compléments alimentaires.

❍ *Puis-je consommer du thé, du café ou de l'alcool pendant ce régime ?*

Oui, mais à condition de limiter votre consommation quotidienne à 2 ou 3 tasses de thé et une tasse de café. Et ne dépassez pas 3 à 4 verres de boissons alcoolisées par semaine.

❍ *Si j'ai encore du poids à perdre à la suite de ce programme alimentaire de 8 semaines, pourrais-je poursuivre ce régime au-delà de la période indiquée ?*

Vous pouvez suivre ce régime aussi longtemps que vous le voulez. Si votre perte de poids est trop lente ou que vous êtes parvenu à une phase de plateau, réduisez votre ration alimentaire.

❍ *Je suis diabétique. Puis-je quand même suivre le régime ?*

Absolument, mais toujours sous surveillance médicale. N'oubliez pas non plus de vous offrir régulièrement en cours de journée des petits en-cas composés des éléments préconisés dans ce livre, afin d'éviter l'hypoglycémie.

❍ *Dois-je prendre des compléments alimentaires en suivant ce régime ?*

Si vous êtes une femme, vous auriez intérêt à vous supplémenter en calcium et en fer, puisqu'il s'agit d'un régime sans laitages.

❍ *Une fois terminées les 8 semaines du RDF, puis-je me remettre à la viande rouge ?*

Si vous aimez la viande rouge, vous pouvez en manger, à condition qu'elle soit fraîche, maigre et que ce ne soit pas plus de 2 ou 3 fois par semaine.

❍ *Je souffre d'une maladie du foie. Ce régime va-t-il m'aider ?*

Oui, le RDF est particulièrement indiqué pour les personnes atteintes de dégénérescence graisseuse du foie, d'hépatite, de cirrhose ou de problèmes de vésicule biliaire.

❍ *Ce livre s'adresse-t-il surtout aux personnes qui veulent perdre du poids ?*

Non, le RDF ne fait perdre de poids que lorsqu'on a besoin de le faire, car il rééquilibre le métabolisme. Les personnes souffrant d'une maladie grave sont souvent trop maigres; l'amélioration de leur fonctionnement hépatique va stimuler leur appétit, ce qui leur permettra de stabiliser leur poids ou d'en reprendre si nécessaire. Lorsqu'on favorise le bon fonctionnement du foie, le système immunitaire est moins sollicité, ce qui permet de surmonter progressivement bon nombre de maladies liées à des états inflammatoires ou à des infections chroniques.

Si vous avez d'autres questions ou pour obtenir des informations complémentaires, vous pouvez nous écrire ou vous rendre sur notre site internet (cf. adresses utiles en fin de livre).

Aliments et ustensiles amis du foie

Dans la mesure du possible, procurez-vous des produits de culture biologique, sans pesticides ni engrais chimiques. Si vous avez du mal à en trouver, faites pour le mieux en essayant d'acheter des produits cultivés le plus naturellement possible. N'hésitez pas non plus à demander conseil à votre magasin de diététique local.

Aliments amis du foie

- Fruits frais et secs.
- Légumes frais consommés crus. Ceux qui purifient tout particulièrement le foie sont les légumes riches en soufre, tels que les crucifères (brocolis, choux de Bruxelles, choux, choux-fleurs), ainsi que l'ail et l'oignon. Il en est de même des fruits et légumes présentant une belle pigmentation, tels ceux de couleur orange, jaune, rouge ou verte (par exemple carottes, agrumes, choux rouges, poivrons rouges et verts). Ajoutons les champignons, les pommes de terre, l'igname, l'avocat, les olives, les algues.
- Fruits secs tels qu'amandes, noisettes, noix de cajou…
- Graines telles que les graines de lin, tournesol, sésame, graines de courge.
- Légumineuses : haricots blancs, lentilles, pois. Peuvent être consommés crues ou germées.
- Graines germées : alfalfa, herbe de blé, orge germé, etc. Elles représentent une excellente source de chlorophylle, purifiante du foie.
- Les céréales : blé, sarrasin, avoine, orge, seigle, riz, quinoa…
- Pains : complet, de sarrasin, d'avoine, de seigle, de quinoa, à base de levain et de farine complète, pita…

- Biscuits : crackers, biscottes, pain grillé, à base de farine complète biologique et sans graisses ni huiles hydrogénées. Il en existe aussi sans sel ou très peu salés. Évitez les biscuits sucrés.
- Pâtes complètes.
- Poulet d'élevage biologique, élevé en plein air et en liberté. N'oubliez pas d'enlever la peau !
- Œufs issus de poules élevées en plein air et en liberté.
- Poissons et fruits de mer : thon, saumon, sardines, maquereaux, filets de poisson frais, crustacés. Les conserves de poissons sont bonnes. Évitez de consommer ces produits crus, fumés ou en friture.
- Pâtes à tartiner : miel, hoummous, tahin, pâtes à base de fruits et fruits secs telles que crème de noisettes, d'amandes, confitures maison, pâte à tartiner à l'avocat…
- Huiles végétales vierges de 1re pression à froid, telles que : huile d'olive, de lin, de tournesol, d'arachide, de canola, de pépins de raisin, etc.
- Boissons : lait de soja, lait de riz, lait d'avoine, lait d'orge, lait d'amandes, eau (filtrée, distillée ou purifiée), jus de fruits et de légumes en bouteilles ou en boîtes sans sucre ajouté, thé (noir, vert, thé Mu, tchai…), tisanes. Le thé est délicieux additionné de lait de soja.
- Épices à volonté : chili, gingembre, coriandre, curry, poivre de Cayenne, basilic, romarin, fenouil et toute herbe aromatique, pourvu qu'elle soit naturelle.

Ustensiles de cuisine nécessaires au RDF

- Centrifugeuse destinée à la préparation de jus frais. Parmi les mélanges au goût délicieux : carottes, céleri, betteraves et pommes.
- Presse-agrumes.
- Moulin à café destiné à moudre les graines et les fruits secs.
- Mixeur destiné à la préparation de potages, purées, etc.
- Filtre ou purificateur d'eau (de type Britta, Doulton, etc.).

Quand vous faites vos courses, pensez à votre foie et agissez avec sagesse. Aimez votre foie et vous vivrez longtemps !

Marie-France Muller

Les plantes amies de votre foie

La phytothérapie du foie

Cet excellent livre du Dr Cabot vous a, j'en suis certaine, persuadé de l'intérêt considérable pour votre santé de prendre grand soin de votre foie, même si vous êtes convaincu de son parfait fonctionnement lié à la pratique régulière d'une vie et d'une alimentation saine. Vous y avez en outre trouvé les clés d'un équilibre pondéral stable et facile à maîtriser. Car si ce régime de drainage du foie permet aux obèses de retrouver un poids satisfaisant, il permet aussi aux personnes trop maigres de prendre enfin les kilos qui leur manquent – en respectant les mêmes règles de base.

Notre monde moderne ne nous offre que trop d'occasions de surmener notre pauvre foie, que ce soit par la consommation trop fréquente d'aliments transformés industriellement, de plats cuisinés, avec la kyrielle d'additifs divers, de colorants et de conservateurs en tous genres qui ne manquent jamais d'y être ajoutés, ou la prise trop fréquente de médicaments divers dont aucun n'est inoffensif, pas même la simple aspirine. Et ne parlons pas du paracétamol, si toxique pour le foie..., et que l'on donne même aux bébés!

D'ailleurs, le simple fait de vivre dans un univers pollué (il faut bien respirer, boire et manger!) oblige notre pauvre foie à un surcroît de travail permanent. N'oublions pas non plus le rôle non négligeable joué par nos émotions : quand on dit que l'on se fait de la bile, ce n'est pas un simple euphémisme! Vivre à 100 à l'heure fatigue aussi notre foie, obligé de sans cesse épurer le corps des toxines générées par l'épuisement.

Certes, une bonne alimentation est de première importance au maintien d'un fonctionnement hépatique optimal de même qu'à sa régénération. Cependant, en raison de

Quelques chiffres qui font frémir

L'air que nous respirons est pollué, en particulier par les gaz d'échappement toxiques. Il a été évalué que pour les évacuer, il faudrait au moins 800 000 wagons de marchandises par jour! Sans compter les poussières dues à des pollutions diverses dont on a mesuré qu'il en tombait chaque jour environ 2 g au m^2 dans un appartement situé en ville (à la campagne, ce chiffre tombe aux alentours de 0,9 mg) !

L'eau de notre planète est dans un état catastrophique. Celle des rivières est si polluée qu'elle ne parvient plus à s'épurer et à s'assainir d'elle-même. La mer n'est pas en meilleur état. Il faut dire que, chaque année, ce sont plus de 5 000 tonnes de mercure, 5 000 tonnes de plomb, 100 000 tonnes de pesticides et de PCB, 10 millions de tonnes de pétrole qui sont déversés dans les mers et les océans. Et bien d'autres produits hautement toxiques...

La terre qui nous porte et nous nourrit est épuisée et empoisonnée par les quantités de produits chimiques qu'on y répand. Selon une étude allemande, nous absorberions quotidiennement jusqu'à 4 grammes de substances chimiques dangereuses ou, pour le moins douteuses, avec notre nourriture (métaux lourds, engrais chimiques, pesticides, PVC, substances radioactives, etc.) ! Pour illustrer ce problème, songez qu'en ce qui concerne les seuls pesticides, il en existe plus de 4 000 différents et qu'on en utilise en moyenne 5 kg par hectare de terrain – ce qui fait une moyenne d'1 kg par habitant ! Or, ces produits sont stockés dans nos tissus graisseux et mettent des années à se décomposer avant de devenir inoffensifs. Pendant ce temps-là, ils exercent des ravages au sein de notre système enzymatique, sur notre foie, nos reins et notre système nerveux[14] !

---

[14] Pour plus de détails, lire *Minéraux et oligo-éléments colloïdaux*, du même auteur (éd. Jouvence, 2002), chap. 2 : “La pollution, le lourd tribut payé à la vie moderne”.

l'importance de cet empoisonnement permanent auquel nous sommes soumis bon gré mal gré depuis notre naissance, il devient souvent nécessaire de recourir à d'autres méthodes destinées à accélérer la purification du foie et des voies biliaires, ainsi que leur régénération.

Ce chapitre se veut donc un complément destiné à vous informer d'autres possibilités mises à notre disposition par la nature pour retrouver bonne mine et joie de vivre. Parmi les remèdes les plus efficaces, certaines plantes tiennent un rôle si important qu'il serait dommage de les négliger. Associée à une alimentation équilibrée ou prenant le relais du régime du foie conseillé par le Dr Cabot, une phytothérapie éclairée vous sera ainsi d'un soutien inestimable, que ce soit dans le cas d'une pathologie avérée ou simplement dans le cadre d'une prévention intelligente visant à drainer foie et voies biliaires 1 ou 2 fois par an (printemps et automne sont les meilleures saisons pour entreprendre ce type de cures), avant qu'il ne soit trop tard.

Il convient de réserver une place toute particulière à 2 plantes amies de votre foie qui viendront à votre secours en cas de troubles graves de la sphère hépato-biliaire : le **chrysantellum americanum** et le **desmodium.** Nous leur accorderons donc toute la place qu'elles méritent dans ce chapitre et dans votre pharmacie familiale de simples. Quand à l'huile d'olive, elle vous réservera d'heureuses surprises : de simple assaisonnement pour vos salades, elle trouvera la place qu'elle mérite dans votre pharmacopée familiale.

Pour plus de commodité, les plantes sont classées par ordre alphabétique.

Acore odorant

Acorus calamus

Encore appelé *roseau aromatique* et *jonc odorant* en raison de l'odeur proche de la mandarine qu'il dégage, on le récolte au début du printemps ou vers la fin de l'automne. La racine (ou rhizome) de cette plante aquatique toute simple, qui pousse en abondance à proximité des lacs et des étangs, présente d'étonnantes propriétés et s'adresse surtout aux troubles digestifs de toute nature, qu'elle soulage rapidement. Immunostimulante, elle est indiquée dans tous les cas d'affaiblissement des défenses naturelles de l'organisme.

Cette tisane est un bon remède en cas de cirrhose et de tout autre problème hépatique sérieux. Il ne faut la prendre qu'à raison de 6 gorgées maximum par jour : une avant et après chaque repas. Elle redonne de l'appétit et permet aux personnes très amaigries et affaiblies de reprendre du poids.

Tisane de racine d'acore odorant

Elle est préparée à partir d'une macération à froid. Laissez macérer une nuit entière 1 c. à café rase de morceaux de racine d'acore odorant dans 1/4 l d'eau froide. Le matin, faites légèrement tiédir la préparation et passez-la. On ne la consomme qu'une gorgée à la fois, qu'il est préférable de réchauffer au bain-marie avant consommation.

Selon Maria Treben, la ration optimale est de 6 gorgées réparties au cours de la journée.

D'autres auteurs la conseillent aussi en décoction à raison de 10 g de racine d'acore pour 1/2 l d'eau bouillante. Dans ce cas, la boire à la fin des principaux repas.

Aigremoine

Agrimonia eupatoria

Plante de la famille des rosacées, à la tige droite pouvant atteindre de 30 à 90 cm, elle pousse sur toutes sortes de sols, surtout les talus, les pâturages maigres et les prairies très ensoleillées. Les anciens la nommaient *eupatoire* et en allemand, elle porte le nom d'*herbe du roi (Koenigskraut)* tant on lui accordait d'importance.
Les feuilles et les sommités fleuries de l'aigremoine sont renommées dans le cas de blocage hépatique et de foie gros et enduré. On peut les prendre seules en tisane ou en mélange, surtout avec le gaillet et l'aspérule odorante.

Tisane d'aigremoine
1 c. à café de plante à faire infuser rapidement dans 1/4 l d'eau bouillante. Il est conseillé d'en boire 1 ou 2 tasses par jour.

Tisane composée
Mélanger à parts égales de l'aigremoine, du gaillet et de l'aspérule odorante et faire infuser rapidement 1 c. à café du mélange dans 1/4 l d'eau : boire une tasse de cette tisane 2 ou 3 fois par jour.

Arbousier

Arbutus unedo

Cet arbuste, qui peut atteindre les 2 à 4 mètres de hauteur, est capable de vivre 200 ans dans les bois et rochers du Midi de la France, d'Europe méridionale, d'Asie occidentale et du Nord de l'Afrique. Son fruit, l'arbouse, est une baie rouge vif d'un diamètre de 1 ou 2 cm.

Si les racines de l'arbousier sont un désinfectant des voies urinaires grâce à l'arbutoside qu'elles renferment, ses feuilles et son écorce – riches en tanin – sont recommandées en cas d'engorgement du foie. Attention cependant à la quantité d'arbouses consommées :

• en petite quantité, elles sont antidiarrhéiques,
• en grande quantité, elles deviennent purgatives.

Tisane de feuilles d'arbousier
Dans 1/2 l d'eau bouillante, faites infuser pendant 5 minutes 25 g de feuilles d'arbousier. Boire 3 fois par jour une tasse.

Tisane de feuilles et racines d'arbousier
Faire macérer quelques instants 1 c. à café du mélange feuilles et racines coupées en morceaux dans une tasse d'eau bouillante. Une tasse par jour pendant quelques jours semble suffire dans la plupart des cas.

Artichaut

Cynara scolymus (voir aussi p. 103)

Les vertus hépato-protectrices de l'artichaut sont bien connues : tonique et apéritif, il stimule et régularise le métabolisme et les fonctions du foie. Riche en fer, il est précieux pour les anémiques et les personnes fragiles. On peut aussi le prendre sous forme de décoction et même préparer un vin médicinal très efficace.

Décoction d'artichaut
Dans 1 l d'eau, faire bouillir pendant 10 minutes 80 g de feuilles d'artichaut. Boire 3 tasses par jour de cette décoction.
Ma grand-mère conservait soigneusement l'eau de cuisson des artichauts consommés au repas et nous la faisait boire fraîche dans le courant de la journée (jamais le lendemain !). Cette décoction est excellente dans le cas de calculs biliaires.

Vin médicinal d'artichaut

Mettre à macérer pendant une semaine maximum 20 g de feuilles fraîches d'artichaut dans 1 l de bon vin blanc. Filtrer et mettre en bouteille. En prendre un petit verre avant les repas, 2 fois par jour.

Aspérule odorante

Asperula odorata

Plante herbacée de la famille des rubiacées, très répandue dans les forêts de feuillus des régions tempérées, on la nomme aussi *petit muguet* et *reine des bois*. Sur sa souche grêle s'élèvent des tiges simples et fragiles de 20 à 30 cm de haut qui portent des rosettes étagées de feuilles longues et pointues regroupées par 6 ou 8. Ses fleurs apparaissent au printemps : petites et blanches, en clochette à 4 divisions sommitales, elles constituent des inflorescences fournies. Inodore quand elle est fraîche, l'aspérule acquiert son parfum très fin en séchant : celui de la coumarine.

Cette plante offre de nombreuses vertus : elle est antispasmodique, diurétique, stimulante, et donne d'excellents résultats en cas d'insomnie, en raison de la présence de coumarine. Elle apaise les malades anxieux ou sujets aux vertiges. Dans l'Est de la France et en Allemagne, on prépare le *Vin de Mai* (aussi appelé *Maitrank*), réputé tonique et digestif, efficace dans le cas de manque d'appétit.

Cette plante doit son surnom d'*hépatique étoilée* à son efficacité dans le cas d'engorgement du foie ou d'ictère.

Tisane d'aspérule odorante

Cette tisane se prépare avec toute la plante cueillie au moment de la floraison et séchée au grand air et à l'ombre. Compter 40 g de plante séchée pour 1 l d'eau bouillante, que l'on boira en plusieurs fois au cours de la journée.

Vin de Mai
Dans un grand bocal en verre, mettre une grosse poignée d'aspérule séchée, 40 g de sucre et une orange coupée en tranches. Ajouter 2 bouteilles de bon vin blanc et couvrir hermétiquement. Laisser macérer 1 à 2 jours, puis passer au tamis et filtrer ce vin. On le boit par petits verres avant de se mettre à table.

Betterave
Beta vulgaris

Tout le monde connaît et consomme de temps à autre la racine de cette plante qui fait partie des chénopodacées. Sa racine charnue, très grosse, blanche, rouge, rose ou jaune, présente, outre ses vertus alimentaires, des propriétés médicales intéressantes :

- elle est riche en glutamine, excellente en cas d'asthénie,
- la bétaïne qu'elle contient stimule et régularise la fonction hépatique,
- par sa choline, elle posséderait des propriétés antitumorales, à condition d'en prendre de grandes quantités sous forme de jus (surtout lacto-fermenté[15]).

Il est donc conseillé de la consommer régulièrement, surtout crue (et non cuite comme cela se fait trop souvent). Il suffit de la râper, de même que les carottes auxquelles on peut agréablement l'associer dans un plat de crudités. En cas de pathologie avérée, prendre 1 ou 2 verres de jus frais ou lacto-fermenté par jour.

[15] En magasin diététique.

Bouleau

Betula alba

Ce bel arbre à l'écorce argentée est très commun dans les bois frais, les terrains humides et en montagne. Au mois de mai, l'arbre en pleine floraison se couvre de jolis chatons. Considéré depuis toujours comme *"l'arbre néphrétique"*, le médecin alchimiste Van Helmont disait de lui que *"la sève qui s'écoule du tronc au printemps est un remède efficace de la lithiase rénale dont il calme les douleurs et les spasmes"*.

Les bourgeons renferment pour leur part une huile volatile, présentant une action cholérétique prononcée, que l'on pourra mettre à profit pour traiter les affections du foie et de la vésicule biliaire.

Décoction de bourgeons de bouleau

20 g de bourgeons dans 3/4 l d'eau. Laisser bouillir jusqu'à ce que le liquide soit réduit à 1/2 l, filtrer et boire par petits verres au cours de la journée.

Cascara sagrada

Arbuste de la famille des rhamnacées, ses fleurs blanches éclosent au printemps et se transforment en automne en baies noires et dures. L'écorce, de couleur grise, a une saveur très amère. Originaire des côtes du Pacifique, on la trouve aussi dans certaines régions chaudes d'Europe. L'écorce, réduite en poudre, stimule les fonctions hépatiques et peut être administrée aux personnes délicates et aux femmes enceintes. Elle est légèrement laxative.

Décoction d'écorce de cascara
Laisser infuser pendant une vingtaine de minutes 30 g d'écorce dans 1/4 l d'eau bouillante. Filtrer et mettre en bouteille. Prendre tous les soirs 3 ou 4 c. à soupe pendant une semaine pour stimuler le foie et les fonctions digestives.

Céleri

Apium graveolens

Tout le monde connaît le céleri et vous-même en consommez régulièrement – du moins, je l'espère. Cependant, peu de gens en connaissent les vertus thérapeutiques. Diurétique, carminatif et dépuratif, le céleri est recommandé aux personnes sujettes aux troubles de la vésicule biliaire, aux lithiases de toutes sortes (biliaire, rénale, de la vessie), à l'arthrose, l'arthrite ou la goutte. On utilise les racines, les branches, les feuilles et les graines, fraîches ou séchées.

Décoction de céleri
Dans 1 l d'eau, faire bouillir pendant 10 minutes 40 g de tiges et racines de céleri. En boire 3 tasses par jour en cas de lithiase biliaire ou rénale, d'arthrose ou de rhumatismes.

Chardon-Marie

Silybum marianum (voir aussi p. 100)

Encore appelée *chardon de Notre-Dame* ou *chardon argenté,* cette très belle plante herbacée bisannuelle pousse volontiers dans les lieux incultes des régions tempérées chaudes de notre hémisphère.

Ses semences – des akènes luisants presque noirs – présentent d'intéressantes vertus. La tyranine qu'elles renferment explique en partie son rôle dans le cas de troubles cardio-vasculaires, d'asthme, de rhumatismes, ainsi que dans le traitement des hémorroïdes et de certaines formes de tuberculose.

Mais la grande indication du Chardon-Marie concerne surtout les troubles hépato-biliaires. Le pouvoir hépatoprotecteur de cette plante est bien connu depuis le Moyen-Âge. On appelle d'ailleurs *silymarine* un groupe de flavonoïdes, dont le plus actif est la *silybine,* très efficace en cas d'hépatite, mais aussi de troubles de la circulation veineuse. Cette substance semble même capable de protéger l'organisme contre les méfaits d'une intoxication à l'amanitine et à la phalloïdine (prenez quand même grand soin de vérifier votre récolte de champignons !).

Chélidoine
Chelidonium majus

Encore appelée *herbe aux verrues,* cette plante médicinale aux propriétés multiples et précieuses est, hélas, considérée de nos jours comme une mauvaise herbe dont il faut à tout prix débarrasser son jardin. La chélidoine pousse aisément en buissons fournis sur les talus et le long de murets situés au sud.

Elle est un remède des troubles hépatiques graves, surtout employée sous forme de dilution homéopathique. En tisane, elle agit favorablement sur les maladies de la vésicule biliaire et l'ensemble des troubles hépatiques courants. Il convient cependant de se montrer très prudent avec cette plante, car elle contient des alcaloïdes dont l'action est semblable à l'opium.

Tisane de chélidoine
Versez sur 5 g de plante 1/2 l d'eau bouillante. Au bout de quelques instants, passez. Boire cette tisane seulement par gorgées au cours de la journée, sans dépasser 1 ou 2 tasses par jour.

Chrysantellum[16]

Chrysantellum americanum

Cette plante aux propriétés multiples est particulièrement précieuse dans le traitement des hépatites toxiques et en cas d'alcoolisme.

Originaire de Bolivie et du Pérou, le chrysantellum s'est ensuite répandu dans le Nouveau et l'Ancien Mondes, particulièrement dans les savanes subtropicales africaines, américaines et indiennes. C'est une petite plante herbacée qui croît au bord des chemins et atteint 15 à 30 cm de hauteur. Encore appelée *camomille d'or* ou *chrysanthème d'or,* elle fait partie de la famille des composées. Elle présente des feuilles finement découpées et des fleurs en capitules jaunes ressemblant à celles de la camomille. Ses fruits sont de petits akènes aplatis et ailés.

En phytothérapie, on emploie traditionnellement les parties aériennes fleuries et les graines pour le traitement des migraines, des divers troubles hépatiques et gastro-intestinaux, ainsi que des varices, hémorroïdes, artérite des membres inférieurs et affections rétiniennes.

---

[16] On peut s'en procurer au Laboratoire Synphonat (voir adresses en fin de livre).

Propriétés

Le chrysantellum contient en quantité 5 flavonoïdes principaux, 2 saponines spécifiques (chrysantellines A et B) et des acides-phénols qui en expliquent les propriétés multiples. C'est avant tout un remède :

- Hépatoprotecteur, qui préserve le foie des excès alimentaires et des intoxications ; utile dans le cas d'alcoolisme et de consommation d'autres substances toxiques, par exemple : prise prolongée de médicaments, anti-inflammatoires et autres éléments susceptibles d'affecter le bon fonctionnement hépatique.
- Hépatostimulant, qui relance les fonctions métaboliques du foie. On constate ainsi une diminution de l'asthénie, la reprise de l'appétit et une sensation générale de bien-être.
- Cholérétique, à l'action douce et prolongée, il favorise le drainage de la vésicule biliaire.
- Antilithiasique, il diminue ou permet l'évacuation des calculs, avec disparition de la douleur, quelle que soit leur localisation : vésicule biliaire, voies urinaires, canal lacrymal, salivaire, pancréatique ou séminal. Dans tous ces cas, l'emploi de cette plante peut être préventif afin d'éviter toute éventuelle récidive.
- Normolipémiant, entraînant une régulation rapide du cholestérol plasmatique et des triglycérides ; actif sur les surcharges hépatiques et les terrains pléthoriques.
- Draineur présentant une action générale, bien qu'à hépatotropisme confirmé. Il constitue ainsi une excellente cure, à utiliser dès que l'on constate une baisse de l'appétit, une fatigue inexplicable et un état de mal-être général sans raison évidente.
- Anti-radicalaire, il aide à prévenir le vieillissement en raison de ses vertus antioxydantes qui assurent une

protection contre les radicaux libres. Ces derniers sont en effet responsables des altérations des membranes de l'hépatocyte qui rompent ainsi l'équilibre de la cellule et donc le maintien des fonctions hépatiques physiologiques.

- Protecteur des artères, veines et capillaires qu'il draine en prévenant l'athérome. Vaso-protecteur, il présente un facteur vitaminique P supérieur à la rutine et il stimule la circulation de retour.
- Anti-inflammatoire, on a constaté qu'il provoquait une diminution des douleurs articulaires.
- Cicatrisant, le chrysantellum a toujours été employé en médecine indigène pour la cicatrisation des plaies, entre autres des tatouages.

Indications

Il découle de ce qui précède que cette plante devrait systématiquement être utilisée dans les cas suivants :

- excès alimentaires,
- alcoolisme chronique,
- accélère l'élimination de l'alcool,
- prise de drogue ou autres substances toxiques ou médicamenteuses,
- régulation du cholestérol et des triglycérides,
- hépatite virale (A, B, C, etc.),
- calculs biliaires, rénaux et autres,
- détoxication, drainage,
- perte d'appétit,
- fatigue inexpliquée,
- pancréatite chronique,
- colibacillose,
- affections de la rétine,
- maladies cardio-vasculaires,

- prévention des artérites, en particulier celles qui sont dues au tabagisme,
- varices et hémorroïdes.

Présentation

On peut se procurer cette plante sous diverses formes :

- Plante sèche, à utiliser sous forme de décoction. Dans 3/4 l d'eau, mettre à bouillir pendant 5 minutes à feu doux 10 g de plante sèche coupée en petits morceaux – ce qui représente environ 5 c. à café bombées. Boire cette décoction en 2 ou 3 fois et conserver au réfrigérateur.
- Extrait fluide, à prendre dilué dans 1/2 verre d'eau 2 fois par jour en moyenne, au cours des repas.
- Extrait sec, sous forme de gélules (selon la concentration, se conformer à la posologie conseillée).
- Teinture-mère, à prendre en gouttes diluées dans un peu d'eau. Posologie à adapter selon le cas.

Une plante qui diminue les effets de l'alcool

On le sait, 2 ou 3 verres d'alcool suffisent à un individu en bonne santé, pesant environ 70 kg, pour que soit vite dépassé le taux légal de 0,5 g/litre d'alcool dans le sang toléré chez un conducteur. Et chez certaines personnes, il en faut bien moins que ça pour ne plus être en état de conduire en toute sécurité pour soi et pour les autres.

Il faut savoir que l'élimination de l'alcool dans le foie s'effectue à la moyenne de 0,15 g/litre à l'heure, et que chez une femme, cela demande encore plus de temps. On conçoit donc qu'il soit nécessaire de prendre quelques heures de repos, après un repas un peu trop arrosé, avant de reprendre le volant.

Or, l'absorption de chrysantellum permet d'accélérer ce processus. On a pu vérifier que 2 ou 3 gélules d'extrait sec, dosées à 400 mg, prises au cours du repas ou immédiatement après la consommation d'alcool, accéléraient de manière très nette la vitesse du processus d'élimination de l'alcool dans le sang, qui passait alors de 0,15 g à 0,80 g/litre à l'heure – ce qui signifie que cela s'effectue 5 fois plus vite! L'élimination de 0,5 g/litre d'alcool dans le sang qui demande naturellement près de 3 h 30 se produit alors en 35 à 40 mn !

Les travaux du Dr Couderc

Lors d'un séjour au Cameroun, ce médecin s'était intéressé au *chrysantellum americanum,* plante tropicale dénommée *Guité Guertugal* (ce qui signifie *"œil de poule"*) en dialecte haoussa, en raison de la forme de sa fleur. Cette plante était fréquemment utilisée par les sorciers locaux pour guérir les troubles intestinaux courants dans ces régions et lutter contre l'amibiase.

L'ayant testée sur lui-même pour se débarrasser de ses calculs rénaux et biliaires, il eut ensuite l'idée d'en contrôler l'action sur l'alcool à l'aide d'un éthylomètre : *"Après absorption du produit, la dégradation de l'alcool dans le foie, qui est normalement de 0,15 g/litre à l'heure, passe à 0,8 g/litre." "En outre"*, poursuit-il, *"si ce produit est consommé régulièrement, il entraîne une certaine inappétence à l'alcool et peut donc aider les guérisons de l'alcoolisme chronique"*.

Comme trop souvent, le Dr Couderc a pris la peine d'informer de sa découverte les pouvoirs publics, en vain. Il reste que, selon ses constatations : *"Lorsqu'on consomme régulièrement cette plante sous forme de tisanes et d'extraits secs ou fluides, le foie, qui est le désintoxiquant de l'organisme, augmente son rendement."*

Hépatites alcooliques et toxiques
Dans tous les cas d'hépatite, on a pu constater une rapide amélioration des paramètres biologiques liée à la prise régulière de chrysantellum. L'action anti-radicalaire de cette plante protège les lysosomes des phénomènes peroxydatifs. Or, il a été démontré que, dans le cas d'hépatite toxique, les désordres d'une atteinte membranaire par peroxydation lipidique étaient impliqués.

Le traitement par le *chrysantellum americanum* s'accompagne rapidement d'une diminution très franche de l'asthénie, signe de la relance hépatique. Ballonnements et nausées se trouvent rapidement soulagés et l'amélioration s'accompagne d'une sensation de bien-être. Le traitement peut être poursuivi le temps nécessaire au retour à la normale. On conseille des cures discontinues de 3 semaines, séparées par un repos d'1 semaine.

Il est à noter que cette plante sera donnée sans réserve aux patients polymédicamentés dont le sevrage aux médicaments s'avère difficile. La détoxication de l'appareil hépato-biliaire se fait rapidement et les résultats en sont durables. Son absence totale de toxicité et d'effets mutagènes la fait recommander sans réserve.

Il est de même nécessaire de prendre cette plante en cas de prise prolongée d'huiles essentielles par voie interne, laquelle n'est pas sans danger pour le foie et l'ensemble du tube digestif. Pour bénéfique que soit l'aromathérapie, elle devrait être employée surtout en usage externe, et seulement exceptionnellement par voie interne – et encore à très faible dose, sauf s'il s'agit d'une forme hydrosolubilisée naturellement qui rend alors les huiles essentielles biodisponibles, sans risque d'effet secondaire[17].

---

[17] Par exemple *Polyvarom* et autres produits de la gamme du Laboratoire Novadyn (voir adresses en fin de livre).

Citronnier

Citrus limonum

Les mille et une vertus du jus de citron sont appréciées depuis toujours. Son pouvoir germicide est remarquable. C'est aussi un cardiotonique efficace, un hypotenseur, un fébrifuge, un anti-helminthique, un tonique nerveux. Il est tenu pour efficace dans le cas d'artériosclérose, de conjonctivite, de migraine, de névralgie, d'obésité, d'urémie. Sa richesse en vitamine C, de même que son limonène et son pinène, en font le remède de choix des grippes et autres affections hivernales.

Cependant, on ignore trop souvent son utilisation en tant que stimulant d'une vésicule biliaire paresseuse.

Le traitement est simple : boire le jus d'un citron en une seule fois. Le lendemain, absorber en plusieurs fois le jus de 2 citrons, puis, le jour suivant, de 3 citrons. Augmenter ainsi d'un citron par jour jusqu'à 10 citrons. Respecter alors un repos d'une semaine et recommencer cette cure à volonté.

Curcuma longa[18]

Très utilisée en médecine ayurvédique

Le *safran des Indes* – ou curcuma longa – a toujours fait partie du quotidien des Indiens, qui l'emploient pour l'assaisonnement des plats, la teinture, la cosmétique, mais aussi pour ses vertus thérapeutiques. Le curcuma longa est aussi un aliment conservateur naturel et un antioxydant.

---

[18] On peut s'en procurer au Laboratoire Synphonat (voir adresses en fin de livre).

Espèce herbacée vivace originaire de Java, le curcuma est aussi cultivé dans tout le sud-est asiatique. Il a été ensuite introduit à l'île Maurice et à la Réunion. Sa souche rhizomateuse est aromatique, d'une belle couleur jaune d'or.

Ce sont les rhizomes, appelés *Arrow Root,* tubéreux et bien pourvus en colorants jaunes (des curcumines) qui, une fois réduits en poudre, conservent la fraîcheur, la sapidité et la valeur nutritive de l'aliment qu'ils accompagnent et jouissent de propriétés médicinales intéressantes liées à leur teneur en phelandrène et surtout en zingibérène.

Indications

• *Inflammation*

De nombreux travaux sont actuellement consacrés aux effets thérapeutiques anti-inflammatoires des inhibiteurs de l'enzyme Cox2. Une étude effectuée au Sloan-Kettering Cancer Research Center (New York) a ainsi montré l'action inhibitrice de l'enzyme Cox2 des cucurminoïdes contenues dans le curcuma longa. Ces curcuminoïdes diminuent aussi l'activité des cytokines et exercent une action anti-radicalaire, réduisant ainsi les douleurs d'origine inflammatoires, quelle qu'en soit l'origine.

• *Sphère hépatobiliaire*

Au Deccan, de même qu'au Maroc, on l'utilise pour ses vertus cholagogues et pour soigner les fièvres intermittentes. Le curcuma améliore la digestion par une action hépato-biliaire conjuguée :

- elle augmente la sécrétion de bile de 100 % et prévient la formation de calculs biliaires,
- elle augmente la production d'enzymes pancréatiques,

- elle est hépato-protectrice, ce qui en fait un remède précieux des excès alimentaires et des intoxications médicamenteuses, hélas, devenues courantes de nos jours.

Remède traditionnel de la jaunisse et des troubles digestifs en Inde et en Chine, la curcumine offre en outre une protection contre l'ulcère gastrique et restaure la muqueuse de l'estomac.

• *Cholestérol et protection cardio-vasculaire*
Le curcuma combat la peroxydation des lipides, dont celle du cholestérol qui oblitère les artères lorsqu'il est oxydé, phénomène à l'origine de l'athérosclérose. Il réduit l'agrégation plaquettaire et augmente la fluidité du sang.

Il accroît aussi la transformation du cholestérol en acides biliaires, réduisant ainsi le taux de cholestérol.

• *Défenses immunitaires*
Les vertus antioxydantes et anti-inflammatoires associées des curcuminoïdes présentent un grand intérêt dans la prévention et le traitement des cancers.

Une étude japonaise atteste de l'efficacité du curcuma comme inhibiteur des effets pro-cancéreux induits par des substances toxiques, telles que la nitrosamine des cigarettes. Cette action anti-mutagène s'exerce par la fixation directe du carcinogène et son inactivation, ainsi que par l'inhibition des tumeurs déjà existantes.

Notons encore qu'en Extrême-Orient on emploie la poudre de rhizome de curcuma de Malaisie pour ses vertus cholagogues, mais aussi pour ses résultats évidents sur la cellulite.

On peut en saupoudrer les aliments ou la prendre sous forme de gélules.

Desmodium[19]

Desmodium adscendens

Cette plante se montre d'un grand secours dans le cas d'hépatite virale et de cirrhose.

Originaire des régions tropicales, cette plante herbacée pousse à l'état sauvage, principalement au Sénégal et au Ghana, mais aussi en Malaisie et aux Antilles.

Plus ou moins vivace, le desmodium est une plante herbacée rampante des lieux humides. Ses feuilles sont trifoliées, sa tige légèrement pubescente et ses fruits sont des gousses de 10 à 15 cm. Les fleurs, groupées en grappes allongées lâches, ont une corolle rouge ou orangée. Au Rwanda, ses graines sont utilisées pour lutter contre l'anorexie, tandis que ses feuilles sont employées aussi bien pour soigner les hépatites et l'hépatosplénomégalie que le risque d'avortement, la sciatique ou le prolapsus anal.

Plusieurs chercheurs ont consacré d'importants travaux à cette plante depuis les années 1980.

La chromatographie a permis de mettre en évidence dans le desmodium trois grandes familles de substances :

- des saponosides triterpéniques,
- des molécules dérivées de la quinoléine,
- des bêtaphényléthylamines.

Selon Addy et McManus, les composés biologiquement actifs sont des saccharides terpéniques soyasaponines I et III.

---

[19] Commercialisé par le laboratoire Synphonat (voir adresses en fin de livre).

On utilise les parties aériennes de la plante: tiges, feuilles et sommités fleuries.

Propriétés

Utilisée depuis fort longtemps par les praticiens africains de médecine traditionnelle, cette légumineuse se montre active dans le traitement préventif et curatif des affections hépatiques sévères, telles qu'hépatites virales et médicamenteuses, cirrhose, etc.

En cas d'hépatite virale, on peut généralement observer une rapide normalisation du taux des transaminases hépatiques, en principe dès le premier mois de traitement. Dans des cas anciens, plusieurs mois peuvent être nécessaires, mais même dans des cas graves de ce type, on constate une rapide diminution du taux des transaminases.

En fait, les différentes études menées jusqu'à ce jour n'ont jamais pu démontrer une action proprement antivirale du desmodium. Cependant, de récents travaux montrent que l'extrait fluide de desmodium présente un effet protecteur et anti-inflammatoire marqué sur les cellules hépatiques humaines. Selon Pascal Boyer (cf. bibliographie), *"cet extrait inhibe la monooxygénase hépatique, ce qui, par la diminution de l'oxygénation de l'acide arachidonique, permet de contrer la production de composés lipidiques fortement inflammatoires"*. Cela explique en partie au moins l'efficacité du desmodium dans le traitement des troubles hépatiques et des hépatites virales.

Indications

- Affections hépatiques sévères avec atteinte de la cellule: cirrhose, hépatites virales... On constate la régénération des tissus concernés, à condition de poursuivre la cure assez longtemps. J'ai eu la surprise de constater le retour à une totale séronégativité de personnes ayant pourtant souffert d'hépatites graves dans le passé, avec examen radiologique parfaitement normal, en dépit des dégâts préalablement constatés.

- Élévation du taux des transaminases : au bout de quelques jours de la prise de cette plante, on constate une rapide diminution de ce taux, laquelle se poursuit jusqu'à ce que l'équilibre soit atteint.

Présentation

On peut le trouver sous forme de :

- Plantes séchées, à boire en décoction à raison de 1 c. à café pour une tasse d'eau bouillante ; laisser macérer quelques minutes. Consommer à raison de 2 tasses par jour en cas de troubles bénins du foie.
- Extrait total de plantes fraîches – qui évite les éventuelles altérations dues au séchage de la plante et aux traitements physiques qu'elle subit inévitablement. Ce procédé respecte la structure intermoléculaire de son liquide intracellulaire, donc le potentiel énergétique et vibratoire de son eau, ce qui potentialise ses propriétés. Dans les cas graves, on préfère cette présentation, par ailleurs fort pratique et qui évite au produit toute irradiation.

Éclipta

Eclipta prostrata

Cette herbe annuelle d'Afrique du Nord, qui pousse aussi en Inde, est prostrée ou peu élevée, d'où son nom. Ses petites fleurs blanches sont serrées en glomérules pédonculés. Peu connue en Europe, l'éclipta présente pourtant des vertus intéressantes, en particulier sur la sphère hépato-biliaire. On l'apprécie d'ailleurs à ce titre dans de nombreux pays, particulièrement pour le traitement des cirrhoses et des hépatites. Au Congo, on utilise la plante entière, tandis que dans les autres pays (Inde, Chine, Afrique du Nord...), on absorbe la décoction de ses racines ou le jus de ses feuilles.

En ce qui concerne les hépatites, l'éclipta recèlerait un inhibiteur de l'antigène du virus de l'hépatite B. Si vous souffrez de ce mal, une décoction quotidienne de racines vous serait d'un grand secours si vous êtes en mesure de vous procurer cette plante.

Gaillet

Galium verum

Très commun en France dans les champs, les haies, au bord des chemins et des routes, le gaillet est encore appelé *caille-lait* ou *gratteron* à cause de ses longues tiges hérissées de minuscules crochets qui les font s'accrocher aux vêtements. Il en existe plusieurs espèces, présentant toutes des vertus thérapeutiques. Il est préférable de l'utiliser frais, car il perd rapidement ses propriétés en vieillissant. La tisane de gaillet purifie le foie, les reins, la rate et le pancréas. Elle tonifie la vessie et demeure un bon remède de l'incontinence urinaire. Elle est irremplaçable en cas de maladie grave, surtout employée fraîche, au printemps.

Tisane de gaillet

Versez 1/4 l d'eau bouillante sur 1 c. à café de gaillet et passez au bout de quelques instants. On peut en boire 2 ou 3 tasses par jour.

Germandrée Petit-Chêne

Teucrium chamaedrys

Plante commune poussant dans les garrigues, sur les pelouses sèches, dans les bois clairs, les éboulis de sols calcaires et les rochers, cette plante frêle à feuilles dentelées et crénelées et fleurs purpurines présente de nombreuses et intéressantes indications thérapeutiques. Sa richesse en tanin, en marrubiine (un principe amer), en flavonoïdes et en phénols explique les vertus attribuées à ses sommités fleuries : amères, antiseptiques, digestives, diurétiques, fébrifuges, laxatives, stimulantes, toniques, sudorifiques... Mais plus que tout, cette plante est depuis toujours considérée comme une remarquable médication des *"obstructions de la rate et du foie"*. D'autres variétés de germandrée présentent des propriétés analogues : la germandrée maritime, la germandrée tomenteuse, la germandrée d'eau.

Tisane de germandrée

Faire infuser dans 1 l d'eau bouillante 30 g de sommités fleuries. Boire 4 tasses par jour de cette tisane.

Teinture de germandrée

Mettre à macérer pendant 1 ou 2 semaines 5 g de sommités fleuries dans 50 g d'alcool à 70°, filtrer et conserver dans un flacon compte-gouttes. Prendre 20 gouttes dans un peu d'eau avant les repas.

Hépatique à trois lobes

Hepatica triloba

Cette plante de moyenne montagne, qui se plaît sous l'ombrage des sous-bois calcaires un peu humides, se présente comme un peu velue, avec une rosette de feuilles très particulières : coriaces, persistantes, avec un limbe parfaitement trilobé. Ses fleurs, généralement bleues, mais aussi parfois blanches ou roses, apparaissent au printemps avant les nouvelles feuilles. Ses nombreuses radicelles sont rouges et fines. C'est en fait une espèce de trèfle.

Cette renonculacée porte bien son nom, car elle a depuis toujours constitué un remède populaire des engorgements du foie. La morphologie de ses feuilles et leur coloration hivernale d'un rouge vineux à la face inférieure du limbe – qui rappelle les lobes du foie – l'avaient fait classer parmi les remèdes du foie en vertu de la “médecine des signatures”, chère aux siècles passés.

Plus récemment, les biochimistes ont confirmé ses vertus cholagogue, hépato-protectrice et hépato-stimulante, dues à sa richesse en hétérosides flavoniques. Elle est aussi fortement diurétique et vulnéraire en application sur les blessures.

Tisane d'hépatique

Faites macérer quelques instants 1/2 c. à café de cette plante (tiges, feuilles et fleurs) coupée en petits morceaux dans une grande tasse d'eau bouillante. Boire en plusieurs fois au cours de la journée.

Lycopode

Lycopodium clavatum

Aussi appelée *pied-de-loup* ou *mousse terrestre,* cette plante – qui ressemble à de la mousse – pousse ses racines dans le sol des sous-bois. Elle dépasse rarement un mètre de hauteur. Sa tige est rampante, avec de nombreuses petites racines. Ses feuilles linéaires et lancéolées ont des bords dentelés. Elle présente des épis sporangifères de 5 à 6 cm, formés d'un grand nombre de petites capsules contenant des spores jaunâtres et inodores. Ce sont eux qui contiennent la fameuse poudre de lycopode servant, entre autres, à la fabrication de feux d'artifice.

Le lycopode se montre efficace dans tous les cas de maladie du foie, qu'il s'agisse de cirrhose, d'hépatite ou de troubles dégénératifs.

Maria Treben conseille de prendre, 1 fois par jour (2 dans les cas graves : le matin à jeun et avant le repas du soir), une tasse d'infusion de lycopode. Il est préférable de consommer cette tisane par gorgées en plusieurs fois, au lieu de l'absorber d'un coup. Elle permet aussi d'éliminer les dyspnées nocturnes déplaisantes qui sont souvent l'apanage de maladies telles que la cirrhose et autres affections graves du foie.

Sous forme homéopathique, *Lycopodium* est un excellent remède contre les troubles digestifs.

Tisane de lycopode

Verser 1/4 l d'eau bouillante sur 1 c. à café rase de plantes séchées. Ne laissez infuser que quelques instants.

Noyer

Juglans regia

Ce grand arbre majestueux offre, outre ses fruits, une quantité impressionnante de vertus thérapeutiques. Parmi celles qui nous intéressent ici, notons que la tisane de feuilles de noyer est un bon remède des troubles digestifs. Excellent dépuratif, elle est conseillée dans les cas de jaunisse et d'hépatite à raison de 2 tasses par jour. On peut aussi préparer un excellent vin médicinal à conseiller en cas de jaunisse.

Tisane de feuilles de noyer

Verser 1/4 l d'eau bouillante sur 1 c. à café de feuilles de noyer coupées en petits morceaux et passer rapidement.

Vin de feuilles de noyer

Dans 1 l de bon vin blanc, mettre à macérer pendant 2 jours 25 g de feuilles de noyer séchées et émiettées. Filtrer. En boire 1 petit verre après les repas.

Olivier

Olea europaea

Originaire d'Asie, cet arbre s'est bien acclimaté autour du bassin méditerranéen. Ses principaux principes actifs sont l'oléine, la palmitine, l'arachidine, la cholestérine. C'est un remède de premier ordre, aussi bien en usage externe qu'interne. On utilise également ses fruits, son écorce et ses feuilles.

L'huile d'olive vierge extra, obtenue par simple pressurage à froid des fruits riches en acides gras mono-insaturés, est réputée efficace dans les cas suivants :

- pour abaisser le taux de cholestérol et de triglycérides,
- pour limiter le risque de maladies cardio-vasculaires,
- pour soulager les troubles hépato-biliaires et la constipation.

Outre sa consommation lors des repas, il est une cure efficace permettant de prévenir les troubles de la vésicule biliaire que l'on peut pratiquer à chaque changement de saison ou en cas de nécessité. Elle consiste simplement à boire, le matin à jeun pendant 3 matins d'affilée, 1/2 verre d'huile d'olive que l'on peut ou non additionner de quelques gouttes de jus de citron et d'herbes aromatiques (le goût n'en sera que meilleur !). Une fois l'huile absorbée, boire une grande tasse de boisson bien chaude (par exemple, tisane de thym ou de romarin, ou encore eau chaude citronnée).

Cette simple cure favorise l'évacuation des petits calculs et des boues biliaires. Sa pratique régulière peut vous éviter bien des ennuis ultérieurs.

Ortie
Urtica dioica

L'ortie est une plante aux vertus médicinales remarquables : souvenez-vous-en lorsque vous pesterez après vous y être frotté d'un peu trop près lors d'une ballade à la campagne! Dépurative, sa tisane est une merveilleuse cure de printemps. Elle stimule aussi l'ensemble des fonctions digestives, et ses feuilles permettent un excellent drainage du foie et de la vésicule biliaire, tout en activant la circulation sanguine. Les meilleures orties sont celles que l'on récolte au début du printemps. Cependant, si vous avez la chance d'en avoir dans votre jardin, cueillez-en toute l'année : plus elles sont fraîches, meilleurs seront les résultats.

Tisane de feuilles d'ortie
Dans le courant de la journée, boire 2 ou 3 tasses de tisane préparée avec quelques feuilles d'orties – fraîches ou séchées – jetées dans de l'eau bouillante.

Persil
Petroselinum sativum

Cette plante aromatique des plus populaires est très appréciée en cuisine depuis des siècles. C'est aussi une plante médicinale importante aux nombreuses vertus. Les racines et feuilles doivent être employées fraîches, tandis que les graines sont récoltées à pleine maturité et séchées au soleil. L'infusion de graines est très utile en cas de troubles hépatiques, de jaunisse et de calculs biliaires.

Décoction de graines de persil
Faire infuser quelques instants, dans la valeur d'une tasse d'eau bouillante, 1 pincée de graines de persil. Boire à la fin du repas afin d'aider la digestion.

Décoction de racines de persil
Dans 1 l d'eau, faire bouillir pendant quelques minutes 60 g de racines de persil (on peut aussi y ajouter 20 g de pariétaire). Laisser refroidir, filtrer et boire par tasse au cours de la journée en cas d'intoxication hépatique.

Décoction de racines de persil et céleri

Dans 1 l d'eau, mettre à bouillir pendant 1/4 d'heure 30 g de racines de persil et 20 g de racines de céleri. En cas de calculs biliaires, coliques, jaunisse ou intoxication du foie, boire 2 ou 3 tasses par jour de cette décoction que l'on peut sucrer au miel.

Décoction de racines de persil et chicorée sauvage

Faire bouillir pendant 2 mn dans 1 l d'eau 60 g de racines de persil et 30 g de racines de chicorée sauvage. Laisser refroidir et passer quand la décoction est tiède. Boire 3 petites tasses par jour en cas de jaunisse et d'hépatite.

Pissenlit

Taraxacum officinale (voir aussi p. 98)

Cette plante médicinale, vivace de la famille des *composées,* est fort utile dans le cas de calculs biliaires. C'est aussi un excellent dépuratif général qui nettoie le foie et les reins. En salade, c'est une merveilleuse et délicieuse cure de printemps dont vous devriez user et abuser.

Le pissenlit contient des substances mucilagineuses, des acides organiques, de la taraxicine, qui lui confèrent ses propriétés diurétiques, dépuratives et laxatives, de même que cholagogues et antiscorbutiques en raison de sa richesse en vitamine C.

Il est préférable de récolter ses feuilles et racines au printemps, au moment où elles contiennent le plus de sève. Pour les faire sécher et conserver le maximum de leurs propriétés, les racines doivent être coupées dans le sens de la longueur.

Vous pouvez préparer des tisanes de feuilles, de même que des décoctions de racines. Vous en trouverez aussi dans le commerce sous forme de gélules de plantes, d'extraits secs ou aqueux ou d'ampoules buvables.

Infusion de feuilles de pissenlit
Faire macérer 25 g de feuilles de pissenlit dans 1 l d'eau bouillante. Laisser refroidir et passer. Boire 1 verre de cette tisane le matin à jeun.

Décoction de racines de pissenlit
Faire bouillir dans 1 l d'eau pendant 5 mn 80 g de racines de pissenlit. En cas de calculs de la vésicule biliaire, boire 2 ou 3 tasses par jour de cette décoction.

Prêle des champs
Equisetum arvense

Cette plante, aussi connue sous le nom de *queue-de-cheval,* est courante dans nos champs, remblais et talus. Elle appartient à la famille des *équisétacées*. Elle ressemble à de petits sapins d'une quarantaine de centimètres de haut.

Cette plante semble n'avoir subi aucune transformation au fil du temps : celle que nous connaissons est semblable à celle qui existait il y a des millions d'années. Connue des anciens pour ses vertus hémostatiques et diurétiques, elle fut remise en valeur par l'abbé Kneipp qui la définissait comme *"simplement irremplaçable et inestimable"*, aussi bien dans les cas d'hémorragies que de calculs rénaux, troubles des reins et de la vessie, plaies qui suppurent, goutte, rhumatismes, etc.

Dans le cas de troubles hépatiques, on obtient d'excellents résultats par la prise régulière de tisane de prêle 2 fois par jour et l'application de compresses chaudes. Préférez la prêle qui pousse sur les terrains argileux : ses propriétés thérapeutiques sont plus marquées.

On peut aussi appliquer sur la région du foie des compresses imbibées de *Liqueur du Suédois* pendant quelques heures par jour.

Tisane de prêle

Comptez 50 g de prêle pour 1/2 l d'eau bouillante. Laissez macérer quelques minutes, passez. Boire 1 tasse 2 à 3 fois par jour.

Compresses chaudes de prêle des champs

Mettez 2 bonnes poignées de prêle dans une passoire que vous disposez au-dessus d'une casserole remplie d'eau bouillante (ou d'un couscoussier). Lorsque les plantes sont très chaudes et ramollies, enveloppez-les dans un linge que vous placerez sur la région hépatique. Ces enveloppements doivent être gardés plusieurs heures et rester chauds : il est donc conseillé de les appliquer au lit et de rester bien couvert.

Radis noir

Raphanus sativus

Plante herbacée de la famille des crucifères, on peut aussi la rencontrer dans les prés à l'état sauvage. On consomme la chair de sa racine qui renferme tous les principes nutritifs de la plante.

Les vertus thérapeutiques du radis noir sont bien connues et il a depuis toujours fait partie des remèdes efficaces de la toux et de la coqueluche. Consommé régulièrement, il élimine les calculs rénaux et biliaires et stimule les fonctions digestives et hépatiques.

Si vous n'aimez pas en manger ou si vous ne le faites que trop rarement, vous pouvez le consommer sous forme de gélules ou d'ampoules de jus[20]. Dans le cas de troubles de la sphère hépato-biliaire, il est conseillé d'en prendre une ampoule au coucher. Il existe aussi dans le commerce des préparations complexes de jus de radis noir et pissenlit. Certains laboratoires proposent aussi ce jus cru, stabilisé avec des huiles essentielles d'anis vert et de cannelle, qui en augmentent l'efficacité[21].

Sauge
Salvia officinalis

Son nom *salvia* signifie "*sauf*" en latin. C'est dire sa popularité depuis des temps très anciens. Cette plante a toujours été cultivée aussi bien pour ses vertus culinaires que thérapeutiques. On lui attribuait même le pouvoir magique de rompre les enchantements!

La sauge contient des substances gommeuses, des résines, du tanin, des acides organiques et des huiles essentielles qui lui confèrent ses étonnantes propriétés thérapeutiques.

On connaît les vertus stimulantes et fortifiantes de la sauge. Elle est aussi digestive, carminative, diurétique, hémostatique, tonique et astringente. Elle est efficace dans certains cas de dépression nerveuse.

Sa tisane exerce également une action très positive sur les troubles hépatiques, qu'elle améliore rapidement. Pour cela, boire 2 tasses de tisane de sauge régulièrement sur une période prolongée.

---

20 Jus de radis noir en diététique, ou *Raphanus Pottier*, en pharmacie.
21 Sirop de radis noir cru, de Novadyn (cf. adresses en fin de livre).

Tisane de sauge
Versez 1 l d'eau bouillante sur une vingtaine de feuilles de sauge et passez au bout de 1/4 d'heure. Boire par petits verres au cours de la journée. Suivre ce traitement une dizaine de jours.

Souci
Calendula officinalis

Cette plante médicinale courante est bien connue de nos jardins et de nos champs, où elle apprécie les endroits ensoleillés. Contrairement à l'arnica, on peut sans crainte la boire en tisane. Dépurative, elle est particulièrement recommandée dans le cas d'hépatite virale, ainsi que dans toutes les maladies du foie, à raison de 3 ou 4 tasses par jour. Le souci a des propriétés sédatives, sudorifiques et cicatrisantes. En cas de troubles hépatiques graves, Maria Treben recommande d'en boire par petites quantités tous les quarts d'heure.

Tisane de souci
On prépare la tisane avec la plante entière : tiges, feuilles et fleurs. Coupez la plante en petits morceaux ; sur 1 c. à café de plantes, versez 1/4 l d'eau bouillante et passez après quelques instants.

Véronique
Veronica officinalis

Encore appelée *thé d'Europe,* cette plante herbacée vivace, de la famille des *scrofulariacées,* est commune dans les bois et sur les talus des régions tempérées. Ses fleurs bleu clair au léger parfum sont groupées en grappes terminales peu serrées. On utilise les sommités fleuries au moment de leur floraison, de mai à juillet, pour préparer des tisanes. On peut aussi les faire sécher, toujours au soleil.

En Allemagne, la véronique est considérée comme un "*remède universel*" utilisable en toutes circonstances. Cette plante est un excellent dépuratif.

En cas de jaunisse, d'hépatite virale et de toute forme de trouble hépatique, prendre 2 tasses par jour de tisane de véronique ou préparer un mélange composé de 50 g de véronique, 50 g de racines de pissenlit et 50 g de fleurs de chicorée sauvage. Boire 2 tasses par jour de cette tisane.

Tisane de véronique

Versez 1/4 l d'eau bouillante sur 1 c. à café de véronique coupée en petits morceaux ou sur 1 c. à café du mélange de plantes et laissez infuser quelques instants.

Verveine

Verbena officinalis

Dans la Rome antique, elle portait le nom d'*herbe sacrée.* De la famille des *verbénacées,* on la trouve un peu partout dans les prairies et les bois. Le parfum de ses petites fleurs rose lilas est bien connu et apprécié.

Cette plante possède des vertus médicinales multiples et sert aussi bien dans le cas de névralgies, de fièvres, de sciatique ou lumbago, que dans le traitement des affections du foie et des reins.

On utilise ses feuilles et ses racines, récoltées avant floraison, ainsi que ses sommités fleuries.

Décoction de verveine

Faire cuire pendant 1/2 heure dans 1 l d'eau 100 g du mélange de fleurs, feuilles et racines de verveine. Passer et boire 3 petites tasses par jour de cette décoction en cas de congestion hépatique et de calculs biliaires.

BIBLIOGRAPHIE

Régénérez votre foie (Sandra Cabot)

Bland J.S. et al., "Nutritional up-regulation of hepatic Detoxification Enzymes". *The Journal of Applied Nutrition,* 1992, 44 ; n° 3 & 4.

Professor Fraser R. et al., "Lipoproteins and the Liver Sieve". *Hepatology,* 21 :863-874, 1995. http ://www.chmeds.ac.nz/;grogers/liver98.html

Ito T., "Recent Advances in the Study on the fine Structure of the hepatic sinusoidal Wall. A Review". *Gumna Rep Med Sci,* 1973 ; 6:119-163.

Kupffer Cell Foundation, "Cells of the hepatic Sinusoid", vol. 5. (Kupffer Cell Foundation, P.O Box 2215, 2301 CE Leiden – Netherlands).

Lieber C.S. et al., "Role of Dietary, Adipose and endogenously synthesised fatty Acids in the Pathogenesis of the alcoholic fatty Liver". *J Clin Invest,* 1966 ; 45:51-62.

Meister A., "Selective modification of glutathione metabolism". *Science,* 220 :472-477, 1983.

Melvyn R., Werbach M.D., "Nutritional Influences on Illness. A Sourcebook of clinical Research".

Dr. Osiecki Henry (Bioconcepts Publishing)
– *The Physicians Handbook of Clinical Nutrition.*
– *Taurine the detoxifying amino Acid. Nutrients in Profile.*

Dr. Sheldon Hendler, M.D., PhD., *The Doctor's Vitamin Encyclopedia.*

Dr. Sheila Sherlock, *Diseases of the Liver and Biliary System.* Blackwell Press.

Milk Thistle, Floersheim G.L. et al., "Effects of Silymarin on Liver Enzymes and Blood clotting Factors in Dogs given a boiled Preparation of Amanita phalloides". *Toxicology and Applied Pharmacology,* 46: 455-462, 1978.

Valenzuela A. et al., "Silymarin Protection against hepatic lipid Peroxidation induced by acute ethanol Intoxication in the Rat". *Biochemical Pharmacology,* 34:2209-2212, 1985.

Vengerovski A. et al., "Liver protective Action of Silybinene in experimental CCL 4 Poisoning". *Farmakologiya Toksikologiya,* 50:67-69, 1987.

Wagner H., "Antihepatoxic Flavonoids". Progress in Clinical and *Biology Research,* 213:319-331, 1986.

Wisse E. et al., "The liver Sieve: Considerations concerning the Structure and Function of endothelial Fenestrae". *Hepatology,* 1985; 5:683-692.

Les plantes amies de votre foie (Marie-France Muller)

Bardeau Fabrice, *La pharmacie du Bon Dieu,* Éditions Stock, 1982.

Boullard Bernard, *Dictionnaire des plantes du monde entier,* Éditions Estem, 2001.

Boyer Pascal, "Le Desmodium", n° 7 des *Infos de l'A.F.M.O.*

Cecchini Tina, *Encyclopédie des plantes médicinales,* Éditions De Vecchi, 2003.

Foinard Suzanne, *Merveilleuses vertus des plantes et secrets antiques,* Éditions Sainte-Rita, 1958.

Dr Lièvre H., "Chrysantellum americanum, une plante tropicale au service des vaisseaux, du foie et de l'orthodoxie des métabolismes lipoprotéiques", *Revue du Jeune Médecin,* 6, 1983.

Ody Penelope, *Le bien-être par les plantes,* Éditions Hachette, coll. Pratique, 1996.

Pelt Jean-Marie, *La médecine par les plantes,* Éditions Fayard, 1986.

Dr Requena Yves, "Apport médical de chrysantellum americanum en gastro-entérologie", *Cahiers de Biothérapie,* n° 103, supplément octobre 1989.

Treben Maria, *La santé à la pharmacie du Bon Dieu,* Éditions Ennsthaler, 1983.

Tubery P., "Le desmodium efficace pour traiter les hépatites virales", *Vous et votre santé,* n° 21.

ADRESSES UTILES

POUR CONTACTER SANDRA CABOT

• Dr Sandra Cabot
155 Eagle Creek Rd
Werombi
NSW, 2570 – Sydney (Australie)
Télécopie : 011 61 46 531144
E-mail : cabot@ozemail. com.au
Internet : http://www.whas.com.au – http://www.liverdoctor.com

• Dr Sandra Cabot
13910 N. Frank Lloyd Wright Blvd., Suite 2A-101
Scottsdale, AZ, 85260 (États-Unis)

AUSTRALIE

• Health Advisory Service
P.O. Box 54
Cobbitty
NSW, 2570
Tél. : 61 246 531445 – Télécopie : 61 246 531144
E-mail : cabot@ozemail. com.au
Internet : http :/ /www.whas.com.au

• Clinic : 76 Spring St. Bondi Junction – Sydney
Tél. : 61 293 87811

ÉTATS-UNIS

• S.C.B. International
13910 N. Frank Lloyd Wright Blvd, Suite 2A-101
Scottsdale. AZ 85260
Voice Mail : 1 602 860 4299
or for orders/info, call : 1 888 75LIVER
Internet : http :/ /www.liverdoctor.corn
E-mail : charlesmartin@ozemail.corn.au

• Ten Sueed Press
1201 9th St. Dock W2 – Berkley, CA 94710
Tél. : 1 510 559 1600 – 1 800 841 2665
• G.K. Products
1008 N.W. 3rd Place – Coral Springs, FLA 33071
Tél. : 1 888 752 4286
• American Liver Foundation {ALF)
1425 Pornpton Ave – Cedar Grove, NJ 07009
Tél. : 1 800 223 0179

CANADA
• Book Distributors – Tél. : 1 800 463 3981

NOUVELLE ZÉLANDE
• Thompsons Nutrition
Suppliers of Livatone and Selenornune
25 Constellation Dve – Malrangi Bay – Auckland 10
Tél. : 64 947 85921 – Télécopie : 64 947 85991
• Penguin Books
Tél. : 64 941 54700 – Télécopie : 64 941 54701

ROYAUME UNI
• Deep Books, Unit 13 – Cannon Wharf Business Centre
35 Evelyn St. – London SE85 RT
Tél. : 44 1712 322 747 – Freecall : 0845 6010245
Télécopie : 44 1712 370 067
• Holistic Medical Clinic – "The Grove"
182-184 Kensington Church St. W8 4DP
Tél. : 44 171 221 2266 – Télécopie : 44 171 243 2112
• British Liver Trust
Tél. : 44 147 327 6326 – 44 147 327 6328
Télécopie : 44 147 327 6327

PRODUITS LIVATONE
Si vous êtes intéressé par cette gamme de produits (cf. page 174), contactez en Australie :

• S.C.B. International
Tél. : 1 888 782 7014
Internet : www.whas.com.au.

FRANCE

- Laboratoire Novadyn – Tél. 05 59 31 05 71

- Synphonat (voir encadré ci-dessous)

Synphonat
la Nature Mature

SYNPHONAT

ZA Pechnauquié
BP 63
31340 VILLEMUR SUR TARN
Tél : 05 34 27 00 27
Fax : 05 34 27 00 20
synphonat@wanadoo.fr
www. synphonat.fr

NOTE SUR SANDRA CABOT

Le *Dr Sandra Cabot* est bien connue des médias. Elle est l'auteur de plusieurs best-sellers, parmi lesquels: *La santé des femmes, Ne laissez pas vos hormones ruiner votre vie, Le régime qui remodèle le corps, Ménopause – THS et ses alternatives naturelles* et *Le petit guide pratique de la santé.*

Sandra est consultante auprès du Australian Women's Health Advisory Service. Elle apparaît régulièrement à la télévision et elle anime sa propre émission de radio au cours de laquelle elle répond en direct aux questions des auditeurs. Elle écrit des articles pour un grand magazine féminin et c'est aussi une conférencière très demandée, traitant de thèmes comme la santé des femmes, leurs désordres hormonaux et la médecine naturopathique.

Sandra est parfois surnommée "le médecin volant", car elle se déplace souvent en avion dans de nombreuses villes de la province australienne où elle organise des forums sur la santé. Cela lui permet aussi de lever des fonds à l'intention des services sanitaires locaux destinés aux femmes. Elle a en outre longtemps exercé dans le service d'obstétrique et de gynécologie d'un grand hôpital missionnaire situé sur les contreforts de l'Himalaya, en Inde.

Sandra communique beaucoup avec les femmes par le biais de la télévision et de la radio et elle reçoit des milliers de lettres. Aussi a-t-elle une conscience aiguë des problèmes de santé et des besoins de femmes vivant dans des contextes différents. La publication dans de nombreux pays de l'ouvrage *Le régime de drainage du foie* lui permet de partager son expérience significative et ses connaissances avec des hommes et des femmes du monde entier.

NOTE SUR MARIE-FRANCE MULLER

Docteur en psychologie et en naturopathie, ***Marie-France Muller*** s'efforce depuis de nombreuses années de mettre ses connaissances et le fruit d'une longue pratique à la disposition de ses lecteurs. Dans chacun de ses livres, elle donne des clés simples permettant à ceux qui le désirent de regagner la maîtrise de leur propre santé et de leur équilibre psychique par l'application de moyens faciles et éprouvés, dénués de toxicité.

Elle donne aussi des conférences, le plus souvent en France et en Suisse. Très sollicitée par les médias, elle est souvent interviewée à la radio et a participé à de nombreux programmes télévisés.

Marie-France est actuellement l'auteur de 25 livres, dont 18 sont parus aux Éditions Jouvence (parmi lesquels *Minéraux et oligo-éléments colloïdaux, Le chlorure de magnésium, Le Dien'Cham', Le grand livre de la réflexologie faciale, Oser s'affirmer, Déverrouiller ses blocages,* etc.).

Dépôt légal : mars 2006
IMPRIMÉ EN FRANCE

Achevé d'imprimer le 3 mars 2006
sur les presses de l'imprimerie «La Source d'Or»
63200 Marsat
Imprimeur n° 13451